你必须了解的脑康复

Rehabilitation for Your Brain

主编◎许东升 范 青 孙萍萍
主审◎赵 静 陈雪梅

上海交通大学出版社
SHANGHAI JIAO TONG UNIVERSITY PRESS

内容提要

本书主要包括5个部分，分别为脑健康的奥秘、生活中的脑健康、运动中的脑健康、如何拥有健康的精神、衰老中的脑康复。"脑健康的奥秘"让读者了解大脑的工作过程，以及不同部位与功能的关系；"生活中的脑康复"可让读者了解如何正确使用脑力，如何保持健康状态等；"运动中的脑健康"介绍了通过运动的方式预防脑疾病；"如何拥有健康的精神"涵盖了精神健康和疾病的康复内容；"衰老中的脑康复"介绍如何预防认知功能退化。本书具有专业性、趣味性、可读性，为一本专业性较强的趣味性科普读物。

图书在版编目(CIP)数据

你必须了解的脑康复/ 许东升，范青，孙萍萍主编
. —上海：上海交通大学出版社，2024.2
ISBN 978-7-313-28100-5

Ⅰ.①你… Ⅱ.①许… ②范… ③孙… Ⅲ.①脑病-康复-普及读物 Ⅳ.①R742.09-49

中国国家版本馆 CIP 数据核字(2023)第 175071 号

你必须了解的脑康复
NI BIXU LIAOJIE DE NAOKANGFU

主　编：许东升　范　青　孙萍萍
出版发行：上海交通大学出版社　　　　　　地　　址：上海市番禺路 951 号
邮政编码：200030　　　　　　　　　　　　电　　话：021-64071208
印　　制：上海万卷印刷股份有限公司　　　经　　销：全国新华书店
开　　本：880 mm×1230 mm　1/32　　　　印　　张：9.625
字　　数：214 千字
版　　次：2024 年 2 月第 1 版　　　　　　　印　　次：2024 年 2 月第 1 次印刷
书　　号：ISBN 978-7-313-28100-5
定　　价：65.00 元

编委会

主　编：许东升（上海中医药大学）

　　　　范　青（上海交通大学附属精神卫生中心）

　　　　孙萍萍（上海中医药大学）

副主编：洪　武（上海精神卫生中心）

　　　　刘　洋（复旦大学附属闵行中心医院）

　　　　汤黎明（郑州大学）

　　　　徐高磊（郑州大学）

主　审：赵　静（复旦大学附属闵行中心医院）

　　　　陈雪梅（郑州大学）

编　委（按姓氏笔画排序）：

　　　　马鹤纹　朱光跃　刘　杨　李　霞　李文兮

　　　　李明哲　沈亚楠　沈峰涛　陈羽峰　陈　静

　　　　苑成梅　卓恺明　易正辉　周　平　赵斐然

　　　　赵景旺　胡　凡　钟　娜　贾　琳　徐翠萍

　　　　唐　琳　韩佩佩　熬学恒

前言
FOREWORD

　　在人们对健康的认知探索过程中,从来没有像今天这样,让"主动健康"的理念深入人心。主动健康强调主动的行为,如运动、饮食控制、良好的休息等,提高自身的健康水平,从而获得持续的活动能力、健康的生活品质、良好的社会适应等。而脑的健康,是主动健康的保障,也是主动健康的重要目标。脑疾病打乱了脑健康状态,而人类对自身大脑的了解才刚刚开始!脑健康是关乎幸福的首要保障,人们对了解脑功能的愿望也日益迫切和强烈:大脑究竟有哪些特殊结构?大脑究竟是如何健康工作或导致疾病的?如何维护健康的大脑?如何康复有缺陷的大脑?现代科技发展带来哪些新的康复手段?诸如此类问题值得我们关注《你必须了解的脑康复》。本书的第一部分"脑健康的奥秘",从脑的结构和功能开始,将带领读者进入大脑的世界,了解大脑的工作过程,以及不同部位与功能的关系。通过一系列的科普知识,可以让读者全面地理解自己的脑,为后续的脑康复之旅打下基础。

　　"生活中的脑康复"是本书的核心内容之一。通过孕期教育、正确用脑、老年脑健康等知识介绍和症状分析,可让读者了解如何正确使用脑力,如何保持健康状态。同时,鼓励读者主动健康、拥有强大的内心，并培养成一种健康和积极的生活方式。

生命在于运动，"运动中的脑健康"介绍了通过运动的方式预防脑疾病，并促进卒中、心肺、脊柱等疾病的康复。运动促进、传统功法和康复储备等章节将提供预防脑疾病的方法和技巧，可使读者了解到预防脑卒中和老年跌倒的重要性，以及如何通过运动和传统功法促进身心康复。

"如何拥有健康的精神"，涵盖了精神健康和疾病的康复内容。认知障碍、孤独症、抑郁症、睡眠障碍、焦虑症、社交恐惧、创伤后应激、疼痛、成瘾、言语与语言问题等，这些社会问题，都将在本书中得到详细的解析和康复指导。"衰老中的脑康复"为老年读者们提供如何预防大脑认知功能退化，对于如何科学用脑提出健康指导。

该书通过问题引导，为读者们提供实用的脑健康的知识和指南，具有科学性、实用性及可传播性的特点。无论读者是正在寻找解决脑健康问题的方法，还是在关注维护脑健康的秘诀，或是探究脑疾病危险因素，本书都可以提供一定程度的解惑。

本书由脑研究工作者、临床医师、康复治疗师等合作完成，依据科学研究引导健康问题，并提出健康促进与康复策略，具有专业性、趣味性、可读性，不失为一本专业性较强的趣味性科普读物。

本书的写作完成，感谢上海交通大学精神医学前辈王祖承教授的精心指导；感谢中医智能康复教育部工程研究中心的平台支持；感谢上海中医药大学医学技术博士点建设项目的支持。

目录
CONTENTS

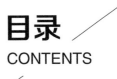

脑健康的奥秘

生活中的脑健康

运动中的脑健康

如何拥有健康的精神

衰老中的脑康复

脑健康的奥秘

1 为什么一侧大脑受伤后对侧肢体的感觉运动功能会出现障碍？

"冻笔新诗懒写，寒炉美酒时温。醉看墨花月白，恍疑雪满前村"，诗仙李白的《立冬》写出了冬天的寒冷和诗人的豪情。虽然冬季能让我们享受到雪舞轻扬的悠然愉悦，但不可忽视的是，冬季是脑血管病的高发期。冬季气温逐渐降低，空气干燥，人体新陈代谢缓慢，血液黏稠度增加，易形成血栓，导致脑梗死。遇到寒冷刺激时，人体内肾上腺素和去甲肾上腺素释放增多，引起血管收缩、血压上升，易导致血管破裂，发生脑出血。而一旦脑血管病发作，致死率和致残率都很高，会给个人、家庭和社会带来沉重负担。寒冷的冬天，对脑血管病高危人群来说是一个充满挑战的季节。

脑血管病又常称为"脑卒中"，常见于有高血压病史的人群，在情绪激动或用力排便时会突然肢体乏力、活动受限，同时感觉过敏、减退或消失，可能还伴随视力障碍。到医院检查会发现左侧大脑梗死或出血，右侧肢体出现感觉运动障碍（见图 1）。那么，为什么一侧大脑损伤会导致对侧肢体感觉运动障碍呢？这与人脑"交叉支配"的特性息息相关：左右大脑半球控制和支配运动与感觉的神经纤维左右交叉——即左半球控制右侧肢体，右半球控制左侧肢体。若一侧大脑半球损伤，会出现同侧脑部损伤和对侧肢体

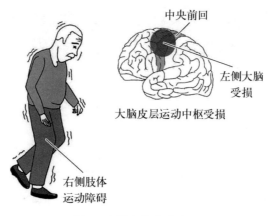

图1 大脑左右半球分工

运动障碍。

　　加拿大神经科学家和神经外科医生怀尔德·格雷夫斯·潘菲尔德(Wider Graves Penfield)于1928年至1950年间,在大约400个进行脑手术患者的大脑皮层上做了电刺激探索。1950年,他和西奥多·布朗·拉斯穆森(Theodore Brown Rasmussen)合著的《人的大脑皮层》一书,叙述了他们的研究结果,即中央前回是控制随意运动的区域,称为运动区。这个区域与其所控制的肢体是颠倒的关系,即顶部控制下部肢体、底部控制上部肢体,而且各部分的面积与所控制运动器官功能的重要性成正比。中央后回的电刺激不产生运动,而产生躯体上的感觉,所以确定为躯体感觉区。这个区域的各部分与身体的关系也是颠倒的,且身体各部在这个区域占有的面积与该部感觉的敏锐程度成正比。大脑皮层的运动中枢发出支配运动的纤维在同侧下行,到达延髓末端,在锥体交叉部大部分交叉到对侧,形成皮质脊髓侧束,支配脊髓前角细胞。前角细胞发出神经纤维到同侧肢体,管理四肢的运动,因此,若右侧脑部病变,会出现左侧肢体瘫痪的现象。感觉属于上行传导通路,同侧躯干四肢的脊髓背根神经节周围突分布在躯干四肢的皮肤,中枢突进入脊髓后角,浅感觉的神经纤维在后角固有核换神经元后交叉到对侧,形成脊髓丘脑束,上行至背侧丘脑腹后外侧核换神经元,发出丘脑中央辐射,经过内囊后肢传递到大脑皮层中央后回中上部和中央旁小叶后部,形成躯干四肢冷、热、触、痛的感觉。因此,当一侧大脑半球病变时,患者常常出现对侧感觉减退和肢体、面舌运动障碍,这就是大脑交叉支配管理的结果。

我们了解了大脑是如何完成交叉支配的,那大脑为什么会有这种交叉支配特性呢?众所周知,外界的物体在我们视网膜上的成像是倒置的,因为神经交叉支配使我们的神经活动更有效率。如看到左侧飞来一个球,用左手去接或者去挡会反应更快一点,这是因为左侧飞来的球其信息投射在视网膜右侧,由于神经交叉控制,左侧身体就可以率先反应。任何生物在遇到危险时都会躲避,大脑"交叉支配"特性也很好地贴合了生物的避害特性。假设左侧光源处是危险的地方或有捕食者,如果一侧的神经控制同侧的身体,左侧感受器接收左侧危险信息,控制左侧身体收缩,下一步的运动方向即会朝向危险;但如果神经交叉控制身体,左侧感受器接收左侧危险信息,控制右侧身体收缩,即可快速远离危险。

大脑是身体的高级司令部,大脑的功能和特性是为了让人体更加适应这个布满惊喜和刺激的大自然,让人类创造并享受美好幸福的生活。

参考文献

[1] Capozzoli N J. Why are vertebrate nervous systems crossed? [J]. Medical Hypotheses, 1995, 45(5): 471 - 475.

[2] Banihani S M. Crossing of neuronal pathways: is it a response to the occurrence of separated parts for the body (limbs, eyes, etc.) during evolution? [J]. Medical Hypotheses, 2010, 74(4): 741 - 745.

2 语言逻辑与情感创造

　　中国古代军事家诸葛亮运筹帷幄之中,决胜千里之外;大艺术家达·芬奇的经典绘画作品《蒙娜丽莎》的微笑成为神秘美丽的代名词;世界著名物理学家爱因斯坦的相对论和量子力学是现代物理学的两大支柱理论,他的名字已成为天才的代名词。这些人的智商比普通人高很多,为什么呢?深入细致的研究发现,爱因斯坦大脑的顶叶部位有许多山脊状和凹槽状布局,其大脑的神经元拥有更多胶质细胞。这些极其罕见的布局很可能是爱因斯坦与众不同的奥秘所在。如果测量人类尸体的大脑颞平面的大小,有 70% 的人体,他们的左半球大于右半球,只有 11% 的人右半球大于左半球。这说明,对于不同的人来说,大脑的发育情况有一定的差异,即发育侧重的不同,导致不同人对不同技能的学习表现出不同的天赋。美国心理生物学家斯佩里博士被誉为"右脑先生""世界右脑开发第一人",他通过著名的割裂脑实验证实了大脑不对称性的"左右脑分工理论",荣获 1981 年"诺贝尔生理学或医学奖"。

　　人的思维和天赋主要由大脑皮层的发育情况决定。有研究表明,在 14 至 22 孕周期间,皮质板的不同区域发育速度不同。大脑皮层发育速度的差异使得人们在出生后思维和能力便有着不同程度上的侧重。人两侧大脑半球的功能并不是完全对等的,对于习惯使用右手的成年人,其语言活动中枢主要在左侧大脑皮层。人类思维的所有成果都是整合式思维的结果,即形象思维中枢(右脑)和逻辑语言中枢(左脑)通过胼胝体以及其他中间传导机能系统相互协同作用的结果。因此,语言的优势半球为左脑,而逻辑思维的产生需要左右脑的共同参与,左右脑半球发育的差异使得人的逻辑思维能力和语言表达能力也出现了差异。

天赋是与生俱来的,难以被改变,天赋固然重要,但在语言表达与逻辑思维之间起决定性作用的却是后天的培养。爱迪生曾经说过:天才便是百分之一的天赋加上百分之九十九的汗水。

语言表达能力是人们使用各种语言将自己的情感和思想传递给其他人的能力。语言表达的能力要求主要体现在以下几个方面:第一是目的。语言表达最重要的目的是展现自己的情感,引起人们的共鸣。情感表达不充分、表情呆滞、缺乏热情与活力,就不能引导观众的注意力,使得观众只局限于语言的表面,不能领悟其深层含义。第二是逻辑。语言是人们交流的工具,也是人们思考的工具。清晰的思维和结构化的表达是成功的重要条件。第三是语言。语言是人与人之间的桥梁,而规范化的语言使用则让桥梁的建筑更加容易。对语言的应用不当,容易出现用词不当现象,使听众不能充分理解演讲者所表达的内容。

演讲者在表达自己的意图时,必须了解和掌握听众的心理需要和心理特征,才可能有的放矢,有效引导听众按照演讲者的意愿去行动。只有经过接收和再创造,听众才能将自身的态度和情感融入其中。语言与情感表达之间具有十分密切的关系,提升对情感表达的控制能力需要具备良好的语言交际基础,培养科学的语言逻辑思维；而加强语言的规范使用能够促进情感的充分表达，增强情感表达的生动性和趣味性，提升演讲者语言的感召力。

近日，一项关于人类大脑语言皮层分布的研究发表在《大脑》(Brain)杂志上。研究者发现，虽然研究对象具有不同的国籍和文化背景，学习的语言也各不相同，但是他们具有相似的语义、词汇处理和言语输出脑区。也就是说，在人脑中存在着一种跨语言、跨文化的"共同语言皮层"。此外，研究者还发现，控制言语输出的核心脑区位于大脑中央前回的腹侧部，而非传统的布洛卡(Broca)区（额下回三角部、岛盖部）。布洛卡区三角部及颞上回后部为两个彼此分离的语义、词汇提取的核心脑区，该结论进一步证实了语义中枢多中心分布的特点。这项工作在科学上揭示了跨语种"最小共同语言皮层"的存在，还提示人类文明虽然历经相对隔离的进化，但语言的底层神经机制依然相同。

逻辑思维能力是指通过对事物进行观察、比较、分析、综合、抽象、概括、判断和推理，准确而有条理地展现自己思维过程的能力。演绎推理与归纳推理的思维模式就被有意识地运用于知识的整理与创新。逻辑思维主要用到归纳和演绎、分析和综合、比较、递推和逆向等思维方法。

能力的提升应从小培养，大脑的发育规律分三个阶段：0～3岁、3～6岁和7～12岁。刚出生的宝宝，大部分神经元之间的突触联系还没有建立起来，随着孩子接收的外部刺激越来越多，神经元联结快速增长，突触增多，而突触是孩子记忆的主要基础。随着大脑发育，左右两半球的功能开始分化，分别控制不同的功能，并以不同方式处理信息。右半球控制身体左侧，负责空间、音乐、艺术、形象等功能;左半球控制身体右侧,负责语言、逻辑、细节、理性等功能,如图1所示。儿童的好奇心旺盛,对周围环境探索的欲望强烈,学习与生活相关的事物可以显著提升自身的学习欲望。一个人应当有平衡发展的左脑与右脑,但是传统教育一直在开发人的左脑功能而忽视了右脑。我们开发右脑并不是要用右脑功能取代左脑功能,而是要唤醒被人们忽视但拥有巨大潜能的右脑。右脑和左脑的开发同样重要,对儿童要进行全脑的开发。因此,要丰富儿童的生活环境,引导儿童提高语言能力,鼓励儿童积极思维,锻炼儿童的思考能力,教给儿童正确的思维方法。针对相应的能力,可以向儿童播放相应的生活化视频,让儿童通过视频,以主人的角色进行相应知识点的学习。由此,就能够在潜移默化中显著提高学习效率,从而夯实基础,不断提升自身的逻辑思维能力。

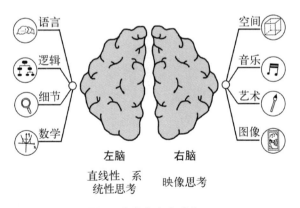

图1　大脑左右半球分工

人的差异在出生时便已注定,但是这种差异并不能取代后天培养的成果。每一个人,在经过科学而有效的训练之后,也可能取得比有天赋的人更高的成就。

参考文献

[1] Duboc V，Dufourcq P，Blader P，et al. Asymmetry of the brain：development and implications[J]. Annual Review of Genetics，2015，49：647 - 672.

[2] 许飞飞. 妊娠中期胎儿脑形态发育及结构协变脑网络构建[D]. 济南：山东大学，2020.

[3] 王庭槐. 生理学[M]. 9 版. 北京：人民卫生出版社，2017.

[4] Friederici A D. The brain basis of language processing：from structure to function[J]. Physiological Reviews，2011，91(4)：1357 - 1392.

3　神奇的记忆——用"脑"思考

在日常学习和生活中，人们常说"用心思考""心想事成""心有灵犀""全心全意"，心脏真的会思考问题吗？为什么在长时间学习后，我们会感到大脑疲劳、头晕头疼呢？思考的核心器官是心还是脑？

古人发现，思维和生命活动的外在表现会随着心脏跳动的停止而消失，所以认为，心脏控制着头脑。事实上，心脏是连接动、静脉的枢纽和心血管系统的"动力泵"，推动血液的循环流动。而学习与记忆作为人们一切认知活动的基础，则是通过脑实现的。人脑重量约为1 400克(3.5磅)，由140亿个神经细胞组成，是宇宙中已知的最为复杂的组织结构。人类的大脑是在长期进化过程中发展起来的思维和意识的器官。

人类有着惊人的记忆力，全是大脑的功劳。记忆活动使人能够制订计划，把思想和观念进行逻辑思维，将感觉到的信息加以分析和综合，以揭示不能直接感知到的事物的本质和运动规律。记忆是人脑对经历过事物的识记、保持、再现或再认，它是进行思维、想象等高级心理活动的基础。人类记忆与大脑海马结构、大脑内部的化学成分变化息息相关。人脑约有1 000亿个神经元，神经元之间约有上万亿的突触连接，形成了迷宫般的网络连接(见图1)。每个神经元包含有数百万的蛋白质,执行不同的功能。确切地说,是各种蛋白质之间的相互作用形成了复杂的脑网络,短期记忆与神经元的活动及联系有关,长期记忆则可能与新突触的建立有关。德国波鸿鲁尔大学的尔翰·根克(Erhan Genc)教授的团队发现,聪明人的大脑神经元连接更加高效、简洁,思考问题时消耗的能量更少。也就是说,越是聪明的人,大脑工作效率越高,处理同一件任务的耗能越低,更不容易触发大脑的负反馈机制(感到疲惫),因此可以支持更高的工作记忆,完成更多线程的任务,具有更长久的专注力。

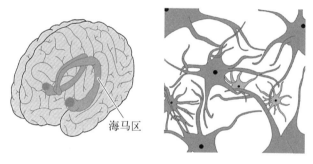

海马区

图1 海马区:人脑中负责短时记忆的存储转换和定向等功能的区域

20 世纪 70 年代,布里斯等人在一项实验中给予大鼠前穿质通路短暂而高频的电脉冲刺激,发现这条通路上的突触传递效率出现维持数小时的显著增强;对于清醒、活动自由的动物,如果重复地用高频电脉冲刺激其前穿质通路,这种增强可以维持数天甚至数周。上述现象被称为长时程增强(long-term potentiation,LTP)。LTP 本身就具有记忆过程的特点,不仅可在海马的三突触回路上被快速地诱导形成,而且能够长时间维持稳定。应用先进的科学技术，比如磁共振成像（magnetic resonance imaging，MRI）可以计算大脑工作时含氧血红素和脱氧血红素的差异，正电子发射断层显像（positron emission tomography，PET）能够直接观察葡萄糖的代谢：红色区块代表在工作，蓝绿色表示没有工作。短时记忆很容易被遗忘，对于擦肩而过的路人，他们的模样在我们脑海中也仅仅留存数十秒；而长时记忆则可以保存数月、数年，甚至终生。那么短时记忆是如何向长时记忆转化的呢？目前的结论是，长时记忆形成的最初阶段只涉及现有突触蛋白的快速修饰；与此同时，新的基因转录和蛋白质合成被启动，将突触传递的暂时性变化转化为更持久的结构性变化，从而表现出晚期LTP，形成长时记忆。

由此可见，LTP是突触水平上的学习记忆模式，动物记忆力强弱与LTP的增强程度有明显相关性。我们学习的内容首先表征为脑电活动，继而表征为现有突触蛋白的修饰，从而产生短时记忆；神经元基因转录和新的蛋白质合成使得现有的突触连接得到加强，并构建全新的突触，使突触传递的暂时性变化转化为突触结构的持久性变化，最终形成长时记忆。

在神经化学方面，人们从神经递质系统、受体的可塑性、离子通道的变化、神经元的蛋白质合成等众多环节探讨记忆的化学机理。比如，胆碱能神经通路在记忆中的胆碱能皮层投射系统的损毁会导致认知障碍，临床使用抗胆碱能神经的药物可引起注意力下降和记忆力减退，甚至引起记忆力丧失导致遗忘症。此外，去甲肾上腺素、5-羟色胺等单胺类递质对学习记忆的调节作用也不容忽视。长时间觉醒学习需要消耗大量的神经递质，而神经递质的合成和释放需要时间和能量，因此适当的学习时间间隔和休息睡眠有助于学习效率的提高。

脑占人体重量的 2%,但消耗的能量占比高达 20%～25%,能量供给形式主要是葡萄糖,所以人脑有"嗜糖"的爱好。如果说心脏是"动力机器",那么脑就是"指挥官"。因此脑健康特别重要,必须要有充足的血液,脑才能顺利地下达"指令",我们才能正确地完成一系列的生命活动。大脑正常运转消耗的能量足以为 40 瓦的电灯持续供电,紧张的脑力劳动是大脑神经细胞大量耗能的过程,因而,及时、充分地补给能量是大脑高效运转的保证。

阿尔法(α)脑电波在初睡或初醒时出现,此时身体处于放松状态,并有自觉的警觉意识。α 脑电波可以减少紧张感、压力和焦虑,提高大脑工作效率、创造力和免疫能力。一种称为巴洛克的音乐(每分钟 60～70 拍),与频率为 8～12 Hz 的 α 脑电波的波长相似。通过欣赏巴洛克音乐,大脑会处于"放松性警觉"状态,实现快速学习。在"放松性警觉"的状态,人们可以有效整理思想,让潜意识能接收条理清晰和有价值的信息,并将它们存储进大脑正确的"仓库"中。

通过了解记忆产生的机制,希望每个人都能够充分调动学习与记忆的积极性,高效地用"脑"思考。

> 参考文献 <

[1] Genç E, Fraenz C, Schlüter C, et al. Diffusion markers of dendritic density and arborization in gray matter predict differences in intelligence [J]. Nature Communications, 2018, 9(1): 1 - 11.

[2] 李洋,陈芳,胡志安. 与学习记忆相关的睡眠新功能:突触稳态[J]. 生物化学与生物物理进展,2009,36(3):269 - 273.

4 胎儿与母亲脑的对话

"芳树初蕊春风吟,鹂鹂慧鸟报佳音。血脉温情承去往,冷暖饥饱腹连心。"十月怀胎,一朝分娩,孕育一个新生命对孕妈妈来讲是最辛苦的事,也是世界上最美、最幸福的人生体验。婴儿的哭闹,总能引起母亲的倾心呵护,母亲似乎总能理解婴儿的需求,发出本能的行为,这是一场无关语言的"对话"。"心有灵犀一点通"就生动描绘了这种现象,婴儿与母亲会对对方的意蕴心领神会,当婴儿发出哭闹或笑声时,母亲往往能够迅速做出反应。其实,早在宝宝还处于母体内时,两者就已经展开了沟通交流。很多妈妈不理解,为什么怀孕期间自己会莫名其妙地想吃某种东西,口味也发生了改变。很多爸爸也会不理解,为什么孕妇突然想吃一种东西还一定要吃到? 中国医学也有"孕借母气以生,呼吸相通,喜怒相应,一有偏奇,即致子疾"的理论。其实,这是妊娠期一个神秘而美妙的沟通交流过程,发生得悄无声息,却又系统规律,其中胎儿胎盘与母亲大脑的地位尤为重要,下面谈谈胎儿与母亲脑的沟通交流。

首先,我们需要了解胎盘和大脑中一些重要结构,以便后续理解。胎盘是在妊娠期由胎儿与母体组织共同组成的特殊器官,由羊膜、叶状绒毛膜、底蜕膜等组成,拥有丰富的血液供应和复杂的内分泌功能,具有物质交换、免疫、防御、合成等功能,保证胎儿在母体内正常地生长发育。胎盘的内分泌功能极为重要,能够维持妊娠、促进胎儿生长发育和启动分娩。

母亲脑中的下丘脑-垂体轴在妊娠过程的内分泌调节中发挥着重要作用。下丘脑是间脑的组成部分,主要包含视交叉上核、视上核和室旁核等核团,如图 1 所示。下丘脑位于丘脑下沟的下方,向下延伸与垂体柄相连;垂体位于丘脑下部的腹侧,为一卵圆形小体,分为腺垂体和神经垂体两大部分。

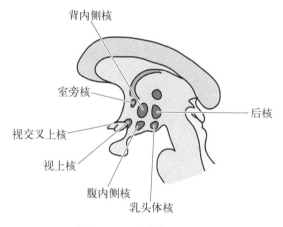

图 1　下丘脑的主要核团

胎儿与母亲就是通过上述结构产生的激素进行奇妙的对话。激素是内分泌细胞产生的一类具有信息传递作用的化学物质,像是胎儿与母亲进行交流的信使,帮助两者沟通交流。

在妊娠早期,松弛素会刺激催产素和加压素神经元,分泌催产素和抗利尿激素。催产素由视上核和室旁核分泌,可刺激子宫收缩;而抗利尿激素可降低体内渗透压,增加母亲血容量。到了妊娠晚期,由于细胞外液低渗透压的作用,催产素和松弛素分泌均减少,足月时该过程终止。在妊娠晚期,胎盘分泌的雌激素和孕酮等雌性类固醇激素在母亲体内可以达到一个非常高的浓度,以此维持妊娠和足月分娩。它们的存在对母亲脑有一定作用,主要是通过大脑中类固醇-肽链这一途径引起一系列有利于怀孕的中枢生理系统变化,主要包括维持水和电解质平衡、能量分配和应激反应。胎儿的发育需要营养,胎盘分泌的雌激素和孕酮引起瘦素抵抗,导致母亲食欲增加,使怀孕之后的饥饿感更难以忍受,即想吃的东西必须立刻吃到。此外,下丘脑-垂体轴的激活导致糖皮质激素的分泌,促进能量动员,使能量流向并储存在胎儿体内,维持其生长发育,促进胎儿器官成熟。在怀孕过程中,母体的血压会升高,促进更多血液流入子宫,以便胎儿获得更多的营养。

随着妊娠的进展,胎儿生长扩张子宫,使子宫平滑肌对雌激素、催产素等敏感性增加。雌激素可通过促进催产素和前列腺素的合成促进子宫收缩和宫颈成熟;前列腺素可降低子宫对催产素的刺激阈,并促进其进一步释放,使子宫收缩性增加;促肾上腺皮质激素释放激素也可加强前列腺素和催产素的作用,并在生长因子、内皮素等其他因素的相互作用下,启动分娩过程。

母亲垂体前叶分泌的催乳素通过脉络丛选择性地转运蛋白进入大脑,促使孕酮浓度升高,发挥抑制应激作用,催乳素的增多也为产后母乳喂养婴儿做好了充足的能量准备。

现代科学研究发现,孕妈妈的精神情绪会通过神经-体液的变化影响胎儿的血液供给、心率、呼吸和胎动等方面。美国俄亥俄州的费斯研究所做的一项胎教实验结果表明,母亲的情绪、言行直接影响胎儿的性格和智慧。当母亲产生愤怒或恐惧的情绪时,其体内肾上腺髓质激素的分泌量会增多,并通过血液影响胎儿的正常发育。剑桥大学通过动物试验发现,情绪不佳将减少母体对胎儿的葡萄糖供给。当母亲情绪不安时,胎动明显增加,最高时可达平常的 10 倍。到 33 周左右,胎儿能表现出其超高的"情商"——他们已具备感觉母亲情绪的能力。如果妈妈怀孕期间充满和谐、温暖、慈爱的气氛,那么胎宝宝幼小的心灵将受到同化,意识到等待自己的那个世界是美好的,进而可逐步形成热爱生活、果断自信、活泼外向等优良性格的基础(见图 2)。

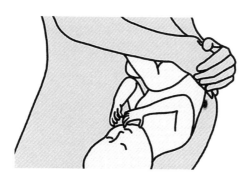

图 2　孕妈妈的精神情绪会影响腹中胎儿

"十月怀胎,一朝分娩。"在母亲与胎儿的长久沟通对话与陪伴下,相信胎儿将会满怀爱意降世!

参考文献

[1] 陈诚,黄银,杨娇,等. 胎盘内分泌与妊娠期常用药物安全性研究[J]. 医药导报,2018,37(2):146-151.
[2] Brunton P J, Russell J A. Endocrine induced changes in brain function during pregnancy[J]. Brain Research, 2010, 1364:198-215.

［3］Field T，Diego M，Hernandez-Reif M. Comorbid depression and anxiety effects on pregnancy and neonatal outcome ［J］. Infant Behavior Development，2010，33(1)：6 - 7.

［4］Glover V. Maternal depression, anxiety and stress during pregnancy and child outcome: what needs to be done［J］. Best Practice and Research. Clinical Obstetrics and Gynaecology，2014，28(1)：25 - 35.

5 听、说、读、写语言中枢和语言的奥秘

　　位于大脑皮层的语言中枢负责控制人类思维、意识等高级活动及语言表达。1861年，法国神经病理学家皮埃尔·保尔·布罗卡(Pierre Paul Broca)发现，左半球额叶第二和第三额回的后部脑组织软化或受损伤会导致患者丧失说话的能力。这个被称为布洛卡区的语言中枢就是运动性语言中枢，即说话中枢。

　　听说读写是四个不同的过程，控制这些过程的语言中枢位于大脑左半球，左半球一般为右利手的优势半球，对应于说话、听话、书写和阅读四个语言区：听觉性语言中枢(听话中枢)位于颞上回后部，运动性语言中枢(说话语言中枢)位于布洛卡区，书写性语言中枢位于额中回后部，视觉性语言中枢(阅读中枢)位于顶叶角回（见图1）。语言区所在的半球称为优势半球。优势半球形成于童年期（12岁之前），若在左侧优势半球尚未完全建立牢固时，左侧大脑半球受损伤，则有可能在右侧大脑半球皮质区再建立其优势，使语言机能得到恢复。成年之后，左侧半球优势已完全形成，若左半球受损，右半球就很难再建立语言中枢。这就是脑卒中等疾病后成人语言出现障碍的原因。左利手的左右两侧半球都有可能成为语言中枢。

　　一个事物有四种不同的模式，这四个模式只有相互打通后，才

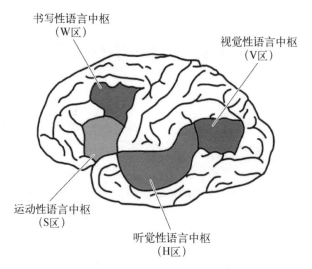

书写性语言中枢
（W区）

视觉性语言中枢
（V区）

运动性语言中枢
（S区）

听觉性语言中枢
（H区）

图1　大脑皮层中的四个言语中枢

形成完整的概念。人们需要对事物进行听说读写的学习，进而形成可以灵活运用的概念。模式是单一的，概念是复杂的，但是模式是概念构成的基础。

比如当我们看到足球，会在视觉脑皮层形成对应的模式——足球是一个棕色的球体，称为视觉模式。当听到"足球""football"这些汉语或英语的词语时，会在听觉脑皮层产生"足球""football"的声音，这属于听觉模式。如果想要听到足球、感知足球的形状，就需要听觉和视觉模式的信息连接，才能形成足球是球体的感知，并且脑海中出现足球的形状，从而形成足球的概念。仅有视觉和听觉模式的连接还不足以表现足球的各种特征，比如足球的材质、足球的气是否足。我们还需要接触足球，形成触觉的条件反射，人的感觉系统非常敏感，通过皮肤的触觉，能够感知物体的质地、属性，形成直观、感性的认识和记忆。

个体通过语言的视觉和听觉模式实现了对外界事物的理解，然而人类社会是群体的社会，需要交流沟通，还需要把信息写出来、说出来，这就需要书写模式和说话模式。谈到书写，需要探索人类文字的起源。人类文字历史贯穿了从早期图画文字到字母文字、从中国的结绳记事到美索不达米亚地区对原始文字的图画描述的整个视觉联系的历史。随着文字的发展，发音符号的抽象性逐渐加强，希腊语在公元前9世纪发展了元音制度，建立了完备的字母文字体制。人类文字发展到现在经过了由复杂到简单的发展阶段，表音文字成为文字发展的最高阶段，它越来越便于人类的交流和发展，声音和书写的语言中枢也因此得到了发展。书写类似于绘画，运用视觉反馈，使用的脑区与说话发音使用的脑区不同。当人们熟悉了文字，就会形成针对具体文字的不同的书写模式。

　　所以，学习记忆需要将听、说、读、写四种语言模式结合，将四种语言中枢的行为反复练习才能学得快、记得牢。比如，学生上课学习，如果只听，就会容易产生"左耳朵进右耳朵出"，不求甚解；只说，而没有形成文字，就会导致思路不清楚；只读，就只是简单的课本知识的录音机；只写，不用心体会记忆，那就只是打字机。只进行听和说，就是鹦鹉学舌，不能深入理解意思；只进行读和写，就是照抄，没有自己的深刻体会。所以对于学习，尤其是语言的学习，课程设置为听、说、读、写四门课，才符合语言学习记忆的规律。学习语言就要综合运用听、说、读、写四个方面的知识，只有通过反复地学习和记忆，使更多的神经元建立突触联系，信号强度才会更大，才能更好地接收和表达。我国当代著名桥梁专家茅以升，80多岁高龄还能熟练地背诵圆周率小数点后一百位的数。有人向他请教记忆诀窍，他的回答是："重复，重复，再重复。"记忆就是如此。

因此，多学多练是提高印象、识别率和信息清晰度的有效办法。如此才能达到对音、形、意的掌握，才能灵活运用联想、想象，调动记忆，从而实现真正的学习记忆和灵活运用，这就是知识内化的过程。

听使我们不断吸收大自然的信息，说让我们能表达自己所想，读实现我们与作者的心灵沟通，而写下来才能留存百世。听、说、读、写之间联系紧密，缺一不可，管控着我们的大脑更是重中之重，只有更加深入学习才能挖掘大脑更多的潜能。

》参考文献《

[1] Penfield W，Rassmussen T. The cerebrel cortex of man[M]. New York：Macmillan，1950.

[2] 史有为. 从语言发生谈二语养成（上）[J]. 国际汉语教学研究，2015(3)：25-28.

6 孕早期保健与脑发育的关系

"胎怀十月数光阴,曲赋摇篮对月吟。"胎儿要在母亲的子宫里从一枚小小的受精卵成长发育为能够健康降临到世界的新生儿,是一个十分复杂且艰辛的过程。在此过程中,孩子承载着一家人的希望与期盼,每一位父母都希望自己的孩子出生后能够聪明健康。因此胎儿的脑发育是所有家庭都非常关注的问题。胎儿在母体内的发育根据孕龄可以分为孕早期(1～12周)、孕中期(13～28周)和孕晚期(29～40周)3个阶段。其中,孕早期是胎儿神经系统发育的关键时期,对外界环境的变化较敏感,外界因素在一定程度上会影响妊娠以及胎儿发育,因此注重孕早期的保健对胎儿的脑发育有重要意义。

孕早期是胎儿脑发育的第一次高峰期,这一时期的脑发育最早也最为迅速。现代医学科学证明胎儿的脑部组织细胞在受精的第18天就已经开始形成了。胚胎第3周末外胚层开始形成神经管——中枢神经系统的原基,第4周末神经管头段膨大形成3个原始的脑泡,之后会逐渐发育为脑的各个部分。在之后的1个月里,类似脑的原型形成,胚胎大脑沟回的轮廓明显出现;到孕12周时,胚胎脑细胞的发育进入第一个高峰期。

为了保障孕早期胎儿大脑的正常发育,我们将从以下3个方面简要介绍孕早期保健的注意事项。

1. 孕妇的营养

孕早期时,胎儿生长发育比较缓慢,胎盘及母体的有关组织增长变化不明显,母体和胚胎对各种营养素的需求变化不大。但胎儿的脑细胞发育主要在怀孕早期前3个月,此时母亲经常会出现一些孕期反应,如恶心、呕吐和消化不良等,导致对正常的膳食营养摄取、吸收不够完全,体内容易缺乏营养。此期孕妇营养不良极有可能对胎儿海马产生一定影响,进而使胎儿出现相应的功能障碍,因此孕早期合理营养是胎儿脑正常发育的重要保证。在日常饮食方面,咖啡、可可、茶叶、巧克力和可乐型饮料中均含有咖啡因,计划怀孕的女性或孕妇大量饮用后,容易出现头痛、恶心、呕吐、心跳加快等症状。咖啡因还会通过胎盘进入胎儿体内,刺激胎儿兴奋,影响胎儿大脑、心脏和肝脏等器官的正常发育,使胎儿出生后体重较轻。因此,计划怀孕的女性与孕妇尽量少吃此类食品。

为适应妊娠反应,孕妇可以少食多餐,在保证营养全面、合理的情况下,可以适当增加热量的摄入,以促进摄入蛋白质的合理利用。由于早期胚胎缺乏合成氨基酸的酶类,胎儿发育所需的氨基酸不能通过自身合成,全部需由母体供给,因此孕妇要食用易吸收、好消化的优质蛋白并保证优质蛋白的供给不低于孕前,确保妊娠早期胚胎发育所需的蛋白质来源。二十二碳六烯酸(docosahexenoic acid,DHA)是一种不饱和脂肪酸,是神经系统细胞生长和维持的主要成分,对胎儿智力发育至关重要。孕妇在孕早期应适当地补充DHA以促进胎儿大脑及脑细胞的发育。

孕早期还应保证各种矿物质和维生素的供给。研究发现,孕早期缺锌,可导致胎儿生长迟缓,骨骼和内脏畸形,还可使中枢神经细胞的有丝分裂和分化受到干扰,严重缺锌者可致胎儿发生脊柱裂、脑积水等畸形;孕早期缺铜,也可导致胎儿骨骼、内脏畸形,引起中枢神经系统发育不良;孕早期缺铁,会影响胎儿的造血功能和正常发育;孕早期缺钙会使胎儿发育迟缓;孕早期缺碘,会导致甲状腺激素的缺乏,影响脑的发育使胎儿智力低下。维生素是孕妇必不可少的营养素,在胎儿的成长发育中起着不可替代的作用。维生素 A 的缺乏对大脑的形态和功能发育均存在损害作用;B 族维生素的缺乏可造成胎儿精神障碍;维生素 C 与胎儿智力的发展有一定的关系,缺乏可能会导致胎儿大脑发育不良,严重时会引起脑功能紊乱;叶酸严重缺乏可引起胎儿神经管畸形。因此,孕早期应注意及时补充各种营养素,保证合理营养,有利于胎儿大脑的正常发育。

2. 孕期合理用药

先天性疾病是胎儿一出生就有的疾病,是遗传因素和环境因素共同作用的结果。除去遗传因素的作用,孕早期胚胎最易受环境因素的影响,任何孕期的不良物理、化学、生物、营养因素(如射线、药物等)均可引起胎儿发育的异常,从而导致先天性疾病的发生。

其中孕期的不合理用药是导致先天性疾病的主要原因,孕妇服用的药物基本上都能通过胎盘被胎儿吸收,因此,必须考虑孕妇生理变化对药物作用的影响和药物可能给胎儿带来的危害。在受精后的 2 周内,即受精卵着床前后,胚胎一旦受药物影响可能发生早期死亡,导致流产。在怀孕 3～8 周时,由于胎儿与胎盘间血液循环已经形成,药物极易通过胎盘进入胎体。此时是胎儿中枢神经发育的关键时期,如果用药不当,胚胎一旦受有害药物的影响,极易发生形态上的异常,导致大脑发育畸形。因此,要格外注意孕早期的药物使用,不要滥用药物。如确因病情需要,也要在医生的指导下合理用药,遵守妊娠期用药的基本原则,以免影响胎儿的脑发育。

3. 孕妇心理上的调节

妊娠期妇女的机体会发生很大的改变,使其长期处于一种强烈的应激状态,从而容易发生一些心理上的变化。妇女孕期经常出现的心理变化有焦虑、抑郁、恐惧和依赖等,由于孕早期的胚胎发育最不完全,处于发育最敏感和风险最大的时期,孕妇一旦出现以上心理变化极易导致胎儿大脑发育不良与致畸。

最新研究表明,孕妇情绪的变化会引起内分泌和血液成分的变化。在不良情绪状态下,肾上腺皮质激素分泌增加,这种激素进入胎儿体内后会明显破坏胚胎的发育。当孕妇发怒时,会大量分泌肾上腺素,引起血管收缩、血压上升,使子宫、胎盘血液循环发生暂时性障碍,造成胎儿缺氧,若缺氧时间过长会引起大脑萎缩,导致弱智。因此,关注并及时调节孕妇的心理状态对胎儿的脑发育十分重要。

总之,胎儿的脑发育与母亲孕期的营养、周围的环境因素以及心理状态等息息相关。维护胎儿大脑发育健康,应从关注孕早期保健做起。

> ▷ 参考文献 ◁

[1] 田慧. 胎儿期环境因素对脑发育的影响[J]. 世界最新医学信息文摘,2018,18(82): 291-296.

[2] Tafti M, Ghyselinck N B. Functional implication of the vitamin a signaling pathway in the brain[J]. Archives of Neurology, 2007, 64(12): 1706 - 1711.

[3] Stephenson J, Heslehurst N, Ha J. Before the beginning: nutrition and lifestyle in the preconception period and its importance for future health [J]. Lancet, 2018, 391(10132): 1830 - 1841.

[4] 梁莉. 孕期用药对妊娠影响的分析[J]. 中国产前诊断杂志(电子版), 2012 (1): 38 - 42.

7 晚上开灯睡觉对人的健康有影响吗？

　　小时候一个人睡觉总是怕黑，唯有灯光才能驱逐恐惧、安心入眠，这是很多人孩童时期留下的习惯。可是晚上开灯睡觉真的那么让人安心吗（见图1）？让我们从科学的角度来探讨这个现象吧。

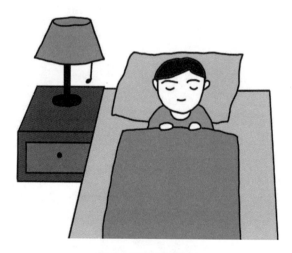

图1　夜晚开灯睡眠

　　研究一：开灯睡觉最伤免疫力。众所周知，充分的睡眠是保证身心健康的前提。人的大脑里有一个叫松果体的内分泌腺，其中一个重要功能是夜间人体进入睡眠状态时分泌大量的褪黑素。

褪黑素是人体最关键的"计时器",直接影响到人脑对昼夜变化、季节更替和身体变化的感知。松果体白天处于非活动状态,只有日落天黑才开始分泌褪黑素。深夜 11 时至次日凌晨松果体分泌最旺盛,天亮之后停止分泌。褪黑素抑制人体交感神经兴奋性,使血压下降、心率减慢,使心脏得以喘息,机体免疫功能得到加强,同时发挥着消除疲劳、杀死癌细胞等作用,而开灯睡觉则会影响褪黑素的分泌。科罗拉多大学睡眠研究室主任莱特教授(行为神经学与心理学博士)表示,一旦上床睡觉就应该把灯关掉,让褪黑素正常分泌。如果没有足够的褪黑素,癌细胞生长与癌细胞对脱氧核糖核酸(deoxyribonucleic acid,DNA)破坏的速度就会加快。作为一种抗氧化剂,褪黑素能够保护 DNA 免受氧化作用的破坏。如果遭到破坏,DNA 就容易发生变异,有可能出现癌变。

研究二:随着科技社会的发展,灯光污染在过去几十年里日趋严重,人类的肥胖率也明显增加。动物实验表明,夜间的光照除了导致褪黑素信号转导、睡眠中断,对人昼夜规律直接造成影响外,还可能导致体重增加。只是到目前为止,并没有足够的研究证明此关系。

2019 年 6 月 10 日,美国国立卫生研究院发表了一项针对43 722名女性的大规模研究。在长达 5 年的随访研究中发现,晚上开灯睡觉会导致女性肥胖,关灯睡觉则会降低女性肥胖的风险。

该研究以《Association of Exposure to Artificial Light at Night While Sleeping With Risk of Obesity in Women》为题发表于 *JAMA Internal Medicine* 杂志(影响因子为 19.989)。

该研究的研究对象为年龄在 35～74 岁的女性,包括没有癌症或心血管疾病史、作息朝九晚五、白天睡眠或怀孕等几类人群。

跟踪调查不同类人群是在何种灯光情况下睡眠,包括关灯、小夜灯、房间外灯光、房间内灯光或电视机光。通过对体重、身高、腰围、臀围以及体重指数(body mass index,BMI)的测量进行 5 年的随访,研究夜间暴露在光源下的女性是否会肥胖。

针对 43 722 名女性人群调查的最终结果表明,夜间睡眠时接触人造光源照射强度与肥胖率成正比。调查发现,使用小夜灯与体重增加无关,但开着灯或电视机睡觉的女性在随访期间体重增加 5 千克以上的概率增加了 17%,而室外光源对肥胖的影响会弱一些。

不健康的高热量饮食与久坐不动一直被认为是肥胖率持续上升的最常见因素。而这项研究表明,睡眠时接触人造光源,也是体重增加、造成肥胖的危险因素,这项研究提醒了那些喜欢开灯或电视睡觉的女性开灯睡觉的危险性。

虽然还有很多尚未解开的谜团,但通过目前的科学研究,我们发现,良好的睡眠同样需要优质的睡眠环境,开灯睡觉则是一种非常不科学的生活习惯。随着现代生活节奏的加速,生活压力的增加,睡眠质量对健康的重要性更是不可忽视,所以从今天开始,睡觉请关灯。

> 参考文献 <

[1]《中华中医药学刊》编辑部. 开灯睡觉伤免疫力[J]. 中华中医药学刊, 2014,32(10):2520.

[2] Park Y M, White A J, Jackson C L, et al. Association of exposure to artificial light at night while sleeping with risk of obesity in women[J]. JAMA Internal Medicine. 2019,179(8):1061-1071.

8 为什么明明比别人睡得长，却还犯困

我们常说春困、夏盹、秋乏、冬眠，讲的都是嗜睡的症状。可不要轻视了嗜睡，它其实是一种病态，放任不理的话，身体最终就会垮掉。人体有自然的生物钟，正常的生理习性中有固定的睡眠时间和睡眠长度，嗜睡是非正常睡眠的一种疾病。

1. 反复性嗜睡

较为常见的有克莱恩-顾文症候群与反复性经前嗜睡症等疾病，多发于青少年，男性比例高于女性，临床表现为发作性嗜睡并伴有食量增加与性欲增强等症状。症状发生通常为突然（几小时内）或逐渐（数天内）产生嗜睡，并伴有躁动不安等心智状态的改变。嗜睡症状持续时间可短至 1 天，也可长达 30 天，通常为 4~7 天，并间隔性重复发作，间隔周期通常为数月。尽管目前病因尚未清楚，但有研究指出，与下视丘的功能异常有关。反复性经前嗜睡症的特征是嗜睡呈周期性发生，这种症状与女性的月经周期有关，过了月经期，嗜睡的症状便消失。此种情况必须至少连续发生 3 个月，才能被诊断为经前嗜睡症。

2. 发作性嗜睡

发作性嗜睡是一种神经方面的疾病，是由于脑干中睡眠觉醒中枢的功能异常，从而产生过度嗜睡、猝倒、睡眠瘫痪及入眠

期幻觉四大主要的症状。发作性嗜睡的过度嗜睡症状是指在白天的日常活动和不适当的场所睡着,例如在吃饭、开车及工作中突然睡着,通常白天发生少,但时间持续长。此类患者经常会有交通意外或工作意外的经历。但发作性嗜睡患者经常抱怨晚上失眠,这可能是因为频繁的入眠期幻觉或睡眠瘫痪导致晚上睡眠断断续续,无法一觉到天亮;也可能是因为白天嗜睡的时间过长,干扰到晚上的睡眠。虽然发作性嗜睡患者好像总是处于迷迷糊糊想睡觉的状态,但他们一天的总睡眠时数并不比正常人长。

3. 老年嗜睡

老年人嗜睡主要受以下 4 种因素影响。

(1)环境因素。老年人如果生活比较孤独、寂寞,环境比较单调,再加上老龄造成的体力欠佳,心脏功能差,患有骨关节病等,往往不爱活动,容易嗜睡。如果在查找原因时,排除病理因素,而怀疑是环境因素所致,应注意给老年人安排好日常生活作息时间,适当组织一些适合老年人的活动,使老年人感到生活充实而有意义,尽量减少孤独、寂寞感。

(2)身体因素。老年人体力衰弱,特别是身患一些全身性疾病时,如甲状腺功能减退或肺部感染等,早期症状往往是精神萎靡和嗜睡。比如,老年性肺炎有时主要的临床表现是倦怠嗜睡,但相比于其他症状如发烧、白细胞增多等,嗜睡反而不明显。因此,家人应注意老年人患内科疾病的情况,及时找内科医生做检查,谨防延误治疗。

(3)药物因素。主要指安眠药的不良反应,因为有的安眠药作用时间比较长,若老年人有慢性肾衰竭或低白蛋白血症,则容易出现安眠药的不良反应,表现为第二天起床后精神不佳、倦乏嗜睡。因此,在检查老年人的嗜睡原因时,若发现服用药物中的安眠药与嗜睡有一定关系,应立刻停用、改用或减量应用。

(4)脑部因素。当老年人出现嗜睡状态,首先应该考虑是否有脑部病变。脑部的炎症、脑瘤、脑萎缩、脑动脉硬化症及脑血管疾病等,都会出现嗜睡状态。若怀疑是脑部疾病引起的嗜睡,应及时到医院做详细检查,以便及早诊断(见图1)。

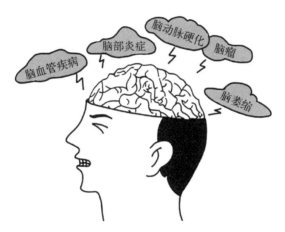

图 1　可导致嗜睡症状的脑部疾病

造成嗜睡的原因有以下几种:

1. 不规律的生活习惯

不规律的生活习惯会导致身体的生物钟失衡,睡眠时间短、睡眠质量差,还有睡眠呼吸暂停(俗称打呼噜),都会使身体产生想去补觉的想法。生物钟一旦紊乱,长期不能恢复平衡,就会造成体质下降、神经衰弱等症状。

2. 身体疾病

研究表明,消化不良、低血压、月经过量、超重、营养不良、甲状腺功能减退、糖尿病、肺部感染、更年期、脑血管疾病等都会造成大脑供血不足,产生难以抑制的嗜睡。

3. 外因引起的不良反应

一些治疗过敏性疾病的抗组胺药物容易引起轻度嗜睡,例如安眠药;不易消化的高脂食物也可以引起嗜睡;食物中毒也会导致嗜睡;许多感冒药亦会引起临时嗜睡症状。

4. 阳气不足

《灵枢·寒热病》说,"阳气盛则瞋目,阴气盛则瞑目",说的就是阴盛阳衰导致贪睡;《丹溪心法·中湿》中"脾胃受湿,沉困无力,怠惰嗜卧",说的就是脾虚湿重引起的沉困嗜睡。

5. 纵欲过多

对于财、色、名、食、睡,很多人沉迷且贪恋其中,不易自拔。一时舒适让人越来越懒惰,渐渐养成贪睡的习惯,而大脑也逐渐趋于抑制状态。

针对以上情况,平时要调整好生活节奏,规律起居,晚上减少活动,保证睡眠质量。针对疾病,首先要积极治疗,根据自己身体条件适当地进行体育锻炼,提高身体素质,并养成规律良好的生活习惯。

如果是轻度嗜睡,则尽量减少用药甚至不用药物,积极锻炼提高免疫力,合理调整生活节奏,多吃蔬菜水果,少吃油炸、过于油腻、含有添加剂的垃圾食品。

阳气弱的患者可以采用中药、针灸、按摩、理疗等方法进行治疗。

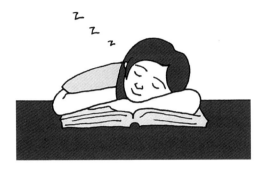

》 参考文献 《

[1] 寇林元. 嗜睡的原因及对策[J]. 健康向导,2017,23(1)：39.
[2] 杜辉. 无原因嗜睡严重,望您能给些建议[J]. 世界睡眠医学杂志,2017,4
    (1)：63 - 64.

9 "情"为何物？

"人非草木，孰能无情"，喜、怒、哀、惧——在人的一生中如空气般始终伴随左右（见图1）。情绪作为一个心理学名词，是对一系列主观认知经验的通称，包括人对客观事物的态度、体验以及相应的行为反应，也是一种以个体愿望和需要为中介的心理活动。

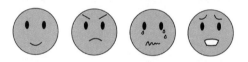

图1　人类的四大基本情绪：喜、怒、哀、惧

20世纪中期，情绪的研究还几乎没有，实验室研究的方法主要局限于"条件反射式的情绪反应"，而非情绪的本质。行为主义认为情绪是私密性的、不可观察的，只能通过"严肃的交谈"加以研究。到了20世纪70年代，情绪的研究开始被社会心理学、发展心理学及神经科学领域的研究者关注，但依旧没有找到真正适合情绪研究的方法。直到20世纪末期，随着认知神经科学的兴起，研究者开始对情绪有了更加深入的探究。功能性磁共振成像（functional magnetic resonance imaging，fMRI）、事件相关电位（event related potential，ERP）、多导生理记录、生物反馈、眼动记录、认知行为实验以及激素测量等多种新研究方法与技术，在情绪评估、情绪障碍诊

断及情绪调节等研究领域得到广泛应用。

那么，情绪到底是如何产生的呢？

首先需要认识一下神经元、神经递质和神经环路。神经元就是神经细胞，是神经系统的基本结构和机能单位。如果把脑比作一台电脑的话，神经元就是其中数十亿的微芯片。神经元之间会通过某些化学信号物质进行交流，这些化学信号物质称作神经递质，比如传递兴奋和快乐信息的多巴胺和5-羟色胺。每一种神经递质对情绪都有着特定的调控作用。相互交流的神经元所组成的网络叫作神经环路。比如海马-下丘脑神经环路上谷氨酸神经元可能参与了焦虑、恐惧等本能情绪的调控以及自主神经系统对心率等生理信号的调控。

研究表明，脑中负责调控情绪的神经环路是前额叶-边缘系统。前额叶，顾名思义，是位于脑最前端的部分，它就像脑的首席执行官，主要负责思维、计算，也和情感、性格有关。

边缘系统主要由下丘脑、杏仁核、海马以及扣带回皮层四个区域组成，参与调节本能和情感行为，是脑中偏情感化的部分。简单来说，前额叶负责思考，边缘系统负责感受思考所带来的情绪，它们之间相互交流，共同完成对情绪的调节（见图2）。

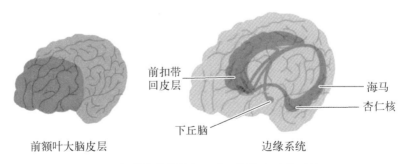

前扣带
回皮层

海马

杏仁核

下丘脑

前额叶大脑皮层　　　　　　　　边缘系统

图2　调控情绪的神经环路：前额叶-边缘系统

所以，这就不难理解，脑控制思想和行为，思想、行为和环境也反作用于脑。无论是神经递质还是调控情绪的神经环路出现问题，都会导致不良情绪的产生。

　　一个人身心健康的关键是拥有健康的情绪。《黄帝内经》中提及："怒伤肝，喜伤心，思伤脾，忧伤肺，恐伤肾。"过度强烈的情绪反应会影响神经系统的功能，同时破坏大脑皮层兴奋和抑制过程的平衡。持续的消极情绪会使大脑功能严重失调，从而导致各种神经症或精神病，包括抑郁症、恐怖症、强迫症、神经衰弱等。

　　那么，该如何调节不良情绪呢？

　　目前研究表明，跑步、游泳、乒乓球、足球、篮球、排球等运动能够帮助机体创造出神经元生长的条件，还能促进5-羟色胺、多巴胺等兴奋性神经递质的产生，这些都有利于积极情绪的产生。练习腹式呼吸可以使呼吸变得顺畅，提高血氧浓度，缓解紧张和焦虑情绪。太极、瑜伽、普拉提等运动可以提高身体平衡性、运动灵活性和协调性，让大脑重拾年轻活力。

　　睡眠也有助于调节情绪。著名诗人威廉·华兹华斯将睡眠称为"新奇想法和活力健康之母"，这是因为睡眠能够减轻前额叶皮层的负担，改善前额叶-边缘系统的交流，增强学习和记忆能力。我们的脑是浸泡在脑脊液中的，在睡觉时，脑脊液会像潮汐一样，有节奏地冲洗大脑，将有害物质冲洗出脑外。

　　发展音乐、诗词等爱好，助人为乐，进行良性的社会交流等活动，都能使情绪得到改善。音乐和诗词可以使负面心理转化为正面生理效应。助人为乐、同他人交流能够激活前额叶的社交环路，有助于将脑的注意力从消极情绪中转移出来。

　　虽然，情绪是一个复杂的形成过程，但是我们可以通过生活中更多的积极事件抵抗消极事件,学会情绪管理,培养情商。让我们拿起情绪的"指挥棒",保持精神焕发,处事冷静沉着,从容面对生活,努力成为自身情绪的主人,拥有更加精彩的人生。

> 参考文献 <

[1] 王勇. 海马-下丘脑神经环路调控本能情绪的机制解析[D]. 北京:中国科学院大学(中国科学院深圳先进技术研究院),2019.

[2] Roxo M R, Franceschini P R, Zubaran C, et al. The limbic system conception and its historical evolution[J]. Scientific World Journal, 2011, 11: 2428 - 2441.

10 人为什么白天活动晚上睡觉呢？

　　在地球上，除了小部分动物，如猫头鹰、蝙蝠、老鼠、蛇、蚯蚓等，作为自然界食物链顶端的人类和大多数动物一样，都拥有昼出夜伏的生活习性，是什么让我们的身体拥有这样的作息呢？人如果昼伏夜出会怎样呢？

　　自然界和生物界都有其自身特有的严谨节律。人体的生物节律和自然节律相适应，经过进化的各种生理机能建立了有规律的昼夜周期，例如何时睡眠、何时醒觉；白天新陈代谢分解过程较多，而夜间同化过程增强；白天交感神经兴奋，夜晚则副交感神经兴奋等。这种生理变化，在一天中的波动范围是恒定的，这种周期和时钟相似，故称为生物钟（circadian clock），如图 1 所示。生物钟是控制生物体 24 小时生理和行为过程的内源性振荡器。生物钟基因的调节是机体生理和行为正常进行的前提。一般情况下，生物钟基因调节异常易导致睡眠障碍。

　　美国睡眠专家、临床心理学家迈克尔·布鲁斯（Michael Breus）博士发布的《何时？》（Quand?）是研究有关生物钟知识的书籍，其上市后引起了社会的广泛关注。书中布鲁斯博士归纳出了四大生物钟类型，分别为狮子、熊、狼和海豚，并指出每个人的作息时间不同是由于每个人的生物钟类型不同，只有找到属于自己的

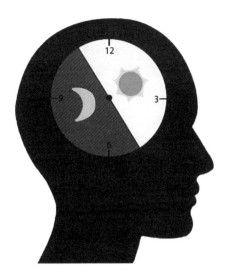

图1 昼夜节律

生物钟类型,才能获得最佳睡眠质量,提高工作效率。

据法国《观点》(Le point)杂志报道,关于生物钟,经典的分类法是"早起云雀型"和"晚起猫头鹰型",而布鲁斯博士则以4种哺乳类动物作为代表将生物钟类型细分为4类。10%～20%的人拥有狮子型生物钟特性,属于早出晚归型。布鲁斯博士认为,这类人拥有企业家、领导者、管理人的气质。约50%的人拥有熊型这种生物钟特性,他们主要精力放在白天,需要充足的睡眠,工作游刃有余,但也喜欢在工作之余或晚餐后休息一会儿。有15%～20%的人是狼型生物钟,他们很难在早上9点前外出,但到了半夜却丝毫没有睡意;他们性格反复无常、充满想象力、不爱交际,大多是演员、音乐家和艺术创作者。最后一类人属于海豚型生物钟,约占10%。他们每日仅需睡眠6小时,且聪明、易焦虑;他们多为完美主义者,较为适合独立的工作,例如编程、化学、研究、校对等。

布鲁斯博士认为,将人们的日常生活安排与自身的生物钟进行匹配,在适合的状态去做合适的事情,可以极大提高日常生活的质量和学习工作的效率。

而中医经典《黄帝内经》则谓:"正气存内,邪不可干,邪之所凑,其气必虚。"正气和元气不足是一切疾病的主要因素。正气虚最重要的原因是"非时作息伤阴损阳"。中医认为,子时(23 时~1 时)是阴盛阳微的时刻,是夜半阴阳相平衡最好的时间,阴阳可相互调和,此时是最好的入睡时间。

中西方研究各有纷纭,但是有一点是毋庸置疑的——良好的夜间睡眠可以为自己带来元气满满的一天,既是减缓衰老的良药,更是健康生活的前提。

> **参考文献** ＜

[1] Takahashi J S. Transcriptional architecture of the mammalian circadian clock[J]. Nature Reviews Genetics. 2017,18(3):164 - 179.

[2] 秦宁,闵清,胡文祥. 生物钟的调控[J]. 交叉科学快报,2018,2(4):93 - 102.

[3] Breus M. The power of when[M]. Little:Brown Spark,2016:3 - 4.

为什么睡觉时会做梦？

中国是对梦研究最早的国家，早在 2 000 多年前就有一本专著——《周公解梦》。人们做了不同寻常的梦，就会去此书查找对应的寓意，但此书对梦的解释并非从科学的角度进行的。梦和我们的生活息息相关，是夜晚睡眠的必然产物（见图 1）。有人会说我不怎么做梦啊，其实不然，每个人晚上都做梦，只是睡醒之后不记得而已。

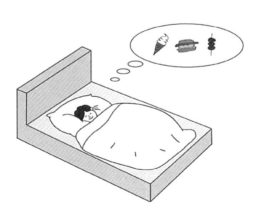

图 1　每个人晚上睡觉都会做梦

人为什么要做梦？梦对我们的生存有什么意义呢？虽然现在的科学研究还不能完全解答这些问题，但脑科学已经能够解读部分梦的内容,先让我们一起通过生理现象来探索一下梦的世界吧。

法国国立科学院研究所的研究总监北浜邦夫博士对梦的机制做出说明:当睡眠越来越深时,位于脑部深处的脑干会发出持续的信号刺激大脑皮层。因此,在进入快速眼动睡眠时,大脑皮层几乎处于与清醒时相同的状态。大脑皮层的不同部位活跃程度有所差异,视觉区等一部分脑区经常会比清醒时更加活跃。但从控制理性思维的前额皮质开始,各个区域的活动没有统一起来,因而不能进行合理的判断。再加上在快速眼动睡眠状态下脑干会断续地发出名为"脑桥-膝状体-枕区波(ponto-geniculo-occipital wave, PGO wave)"的随机刺激,这种脑波会激活与记忆有关的脑区,从而使从前的回忆在视觉区形成影像出现在梦中。据说,听觉区活跃时便能听见一些声音,掌控感情的杏仁核(位于脑的深处)受到刺激就会产生喜怒哀乐等情绪。北浜邦夫博士说:"我们认为在快速眼动睡眠状态下的梦之所以总是清晰且内容复杂的,是因为受到了被称为'PGO波'的强刺激的缘故。"

但好像脑干不发出这样的信号我们也会做梦,即使在非快速眼动睡眠状态下脑内也会产生各种各样的景象。近几年也有报告表明,脑干损伤患者也会做梦,于是又有了"做梦原本就和脑干无关"的说法。此外,还有研究声称,无论是快速眼动睡眠还是非快速眼动睡眠,做梦时大脑的特定部位都会发生相同的活动。总之,对于做梦的机制,如今还有各种不同的观点。

做什么样的梦取决于睡眠状态下大脑中哪些区域被激活,哪些区域在休息。例如,脑的右半球具有识别人脸的功能,如果这部分休息了,而负责听觉和记忆的部分被激活,就会做出"只闻其声,不见其人"的梦。据说,很难在梦中进行阅读。这是因为和声音相比,阅读并理解文字需要更多脑区的参与,如果这些脑区没有同时处于工作状态,就无法读懂文字的意思。

有一种大家最不愿意做的梦——"鬼压床",会感觉身体完全被束缚,不能呼吸、不能说话、不能动弹等。有研究表明,人在入睡60分钟后才能进入快速眼动睡眠状态。但是,由于生活不规律等因素,有时入睡之后会立即进入快速眼动睡眠状态,这时很容易出现这种现象。人刚刚入睡时,意识还较为清醒,容易错把做梦当成现实。加上处于快速眼动睡眠状态时肌肉已经放松,身体不能活动,就会感觉好像是一种灵异现象。

与此相反,脑干等部位出现异常的人,即使在快速眼动睡眠状态下肌肉也不能完全放松,身体就会按照梦中所见的样子活动起来,这就是"快速眼动睡眠行为障碍"发病的情形。在此刻唤醒患者,患者会对梦的内容记得非常清楚,并且与其梦中的行动也一致。反之,如果是在非快速眼动睡眠状态中出现走动等现象则被称为"梦游症",属于"不能完全从睡眠状态中觉醒"的症状。与快速眼动睡眠行为障碍相反,梦游症的特征是本人对其所作所为毫不知晓。

另外,所谓"清醒梦"(lucid dreaming)也是一个很普遍的现象,也就是做梦时的自己会意识到自己正在做梦。据说,经过特别的训练后会更容易做出这样的梦。还有人可以在梦中拥有一定程度的行动自由,可以按自己的意志改变梦的内容。曾有这样的实验,让实验对象一旦在梦中意识到自己在做清醒梦时,就通过眼球运动告知外界,实验结果获得成功。

心理学研究表明,梦是大多数人得以碰触自己潜意识的最便捷途径。人们应该重视那些常常重复出现的梦,试着去解读它们,当这些梦不断发生变化时，也意味着你的心灵开始发生变化。梦境也是我们心灵不断成长的必然过程，也会不断地融合，让我们变得更从容、更宽容。

参考文献

［1］Gott J A，Liley D T，Hobson J A. Towards a functional understanding of PGO waves［J］. Frontiers in Human Neuroscience. 2017，11：89.

［2］Dresler M，Wehrle R，Spoormaker V I，et al. Neural correlates of dream lucidity obtained from contrasting lucid versus non-lucid REM sleep：a combined EEG /fMRI case study［J］. Sleep，2012，35（7）：1017－1020.

12 后脑勺为什么不敢轻易打?

我们经常能在影视剧中看到重力打击后脑勺,可以一招制敌。在现实中也时不时发生比如跌倒撞到后脑勺等造成严重后果的情况。颅骨是人体最坚硬的骨骼之一,为什么会出现上述情况呢?

头部位于脊柱的顶端,容纳着人类最珍贵的器官脑——中枢神经。大脑位于坚硬的颅骨内部,颅骨和包裹有脊髓的脊柱相连,大量神经纤维将信息从脊髓传递到全身。后脑勺由顶骨、颞骨和枕骨形成,其上外侧区为顶骨所占据,颞骨的乳突区形成其下外侧区,其中部由枕骨所占据。

脑干位于颅后窝,腹侧面紧贴枕骨斜坡,包括延髓、脑桥和中脑,如图1所示。脑干含有大量的神经元胞体和突起,这些脑神经提供了头颈部大部分结构的感觉神经、运动神经和自主神经支配。起自脑干的另一部分自主(内脏运动)神经纤维通过迷走神经分支广泛分布于胸、腹腔脏器。另外,脑干还有一个神经元网络,被称为网状结构,其内的某些核团与心脏活动和呼吸运动的调控有关,被视为重要的生命中枢;另一些核团对大脑皮质觉醒状态和意识维持起着重要作用,参与肌肉张力、姿势和反射活动的调控。

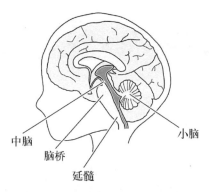

中脑

脑桥

延髓

小脑

图 1　脑干和小脑的解剖简图

　　人的后脑在整个颅脑中相对脆弱，如果受到击打，可能会伤及脑干及其周围神经组织。临床上，脑干的损伤常常是严重和致命的。一旦脑干受损，伤者会立刻昏迷，甚至迅速进入死亡状态，这也是人的后脑不应轻易被打的原因。

> **参考文献**

［1］丁自海,刘树伟. 格氏解剖学第 41 版［M］. 济南：山东科技出版社,2017.

［2］丁文龙,刘学政. 系统解剖学［M］. 9 版. 北京：人民卫生出版社,2018.

13 为什么到成年,个子就不长了?

　　随着时代的发展,营养物质的丰富,普通人的平均身高普遍在提升。在人的一生中,身高增长最快的阶段有两个:出生至 1 岁和青春期。青春期后期至 20 岁初达到成年身高。成年身高由先天基因和后天环境因素决定。

　　正常的人类线性生长源于一个进化过程,它表达了多个基因的加性效应。生长激素(growth hormone,GH)/胰岛素样生长因子 1(insulin-like growth factor 1,IGF－1)轴是生长过程中的主要参与者之一,影响着身高。GH/IGF－1 轴对胎儿和儿童正常生长至关重要,轴中不同部位的缺陷经常导致身材矮小。

　　骺板又名生长板,位于骨骺与干骺端之间,是一种薄板波浪状的软骨组织,由透明软骨构成。骺板只存在单向软骨增殖与成骨活动,是生长期骨骼的生长发育部位。研究表明,GH/IGF－1 轴只是控制生长板中软骨生成的众多调控系统之一。因此,儿童的正常生长不仅需要正常浓度的 GH 和 IGF－1,还需要多种其他激素和细胞外基质分子的正常生产和作用,以及软骨细胞增殖、肥大细胞外基质生产所需的多个细胞内过程的正常功能。

　　身高主要由身体的长骨,比如股骨组成。长骨长度的增加主要靠骨骺生长板、软骨内成骨的扩展。同时,持续不断的骨外膜下造骨和骨内膜溶骨使宽度增加。婴儿出生前后，长骨骺处出现继发骨化点（次级骨化中心），于骺部开始造骨。骨膜、原发骨化点和继发骨化点不断造骨，分别形成骨干和骺，两者之间有骺软骨。外周的骨膜不断成骨，使骨干加粗；髓腔内的成骨、破骨与重建则使骨髓腔逐渐扩大；骺软骨的不断增长和骨化促使骨不断加长。近成年时，骺软骨停止生长并全部骨化，骨干和骺之间遗留一骺线。骺则形成关节软骨，终身不骨化。骨骼生长由生长激素控制，在长骨两端的软骨生长板进行；到了青春期也会因性激素而出现快速生长（见图1）。

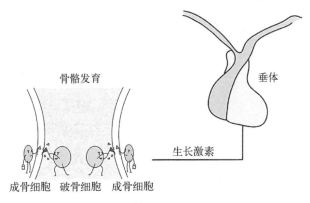

图1　骨骼生长的调控过程

　　因此，近成年时，是骺的闭合导致了我们不再长高，这是一种正常的生理过程。重点是把握好出生至1岁和青春期两个长高的"黄金时期"，为孩子提供健康均衡的营养膳食，督促孩子每天坚持运动，注意规律作息，科学预防疾病，如此才有可能不让孩子输在身高的"起跑线"上。但如果身高变化出现异常状况，比如过高或过低，有可能是一种病理表现，此时应提早就医，尽早治疗，尽可能减轻或消除对正常生活的影响。

参考文献

[1] Savage M O, Burren C P, Rosenfeld R G. The continuum of growth hormone-IGF-1 axis defects causing short stature: diagnostic and therapeutic challenges [J]. Clinical Endocrinology (Oxford), 2010, 72 (6): 721 - 728.

[2] Baron J, Sävendahl L, De Luca F, et al. Short and tall stature: a new paradigm emerges [J]. Nature Reviews Endocrinology, 2015, 11 (12): 735 - 746.

14 为什么不能随意摸小婴儿的头？

　　刚出生的小婴儿看着是那么可爱，让人禁不住想要摸摸他。然而你知道吗？新生儿的头是不能乱摸的。这可不是什么迷信，是有科学依据的。

　　婴幼儿颅骨骨化不完全，许多颅骨仍为若干骨片，由纤维组织和软骨连接起来。形成颅顶的纤维膜在顶骨的 6 个角仍未骨化，即为 6 个囟——2 个沿中线的单个囟（前囟和后囟）和 2 个在外侧成对的囟（蝶囟或前外侧囟与乳突囟或后外侧囟）。前囟是最大的，前后径约为 4 cm，横径约为 2.5 cm。前囟呈菱形，是矢状缝、冠状缝和额缝的交界处。后囟位于矢状缝和人字缝的交界处，呈三角形。蝶囟（前外侧囟）和乳突囟（后外侧囟）较小且不规则，分别位于顶骨和蝶骨及乳突的交角处（见图 1）。

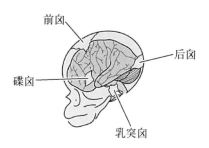

图 1　婴幼儿的 4 种颅囟

蝶囟和后囟在出生后 2～3 个月闭合,乳突囟通常在第 1 年末闭合,前囟的大小和闭合时间各异,但大多在第 2 年中期闭合。囟门早闭或晚闭均为生长发育异常的表现。囟门闭合过早会影响婴儿颅脑的发育,导致头小畸形;而囟门晚闭则有可能是佝偻病、脑积水和呆小症等疾病的象征,并可能伴有智力低下等问题。

颅顶在出生 1 年后生长较快,接着生长变慢,至 7 岁时几乎达到了成人的围度。这期间颅顶的生长大多是呈同心扩展的,整体形态在第 1 年就已确定,之后几乎不变。然而,颅顶的发育并不仅仅与脑的生长相关,还与遗传因素有关。在第 1 至第 2 年早期,颅顶的生长主要是通过各骨相对缘的骨化来实现,同时伴有骨表面的堆积和吸收,以适应不断变化的曲度。颅顶宽度的伸展发生于矢状连接、蝶额连接、蝶颞连接、枕乳突连接和岩枕连接处,而高度的伸长发生于额颧缝、鳞缝、翼点和星点。在此过程中,囟门因其周围骨的渐进骨化而闭合,但独立分离的成骨中心可发育成缝间骨。

婴幼儿的颅骨发育尚不完全,并未全部闭合,其对大脑的保护仍是弱项,所以他们的头不能随意摸。

> 参考文献 <

[1] 丁自海,刘树伟. 格氏解剖学[M]. 41 版. 济南:山东科技出版社,2017.
[2] 丁文龙,刘学政. 系统解剖学[M]. 9 版. 北京:人民卫生出版社,2018.

15 为什么紧张的时候会发抖，手脚冰凉？

你可能有过面对众人演讲的经历，你可能需要经历多次重大考试。每当这些时候，你可能都会紧张到发抖，甚至说不出话来。对于第一次突破，每个人都难免会紧张。

紧张其实就是一种应激反应。应激反应是各种紧张性刺激物（应激源）引起的个体非特异性反应，包括生理反应和心理反应。生理反应表现为交感神经兴奋、垂体和肾上腺皮质激素分泌增多、血糖升高、血压上升、心率加快和呼吸加速等；心理反应包括情绪反应、自我防御反应和应对反应等。位于颞叶深部的杏仁核在机体的应激反应调控中发挥着重要作用。杏仁核与大脑皮层及皮层下诸多脑区有着广泛的结构与功能联系。在生理状态下，杏仁核受到源自前额叶皮层（prefrontal cortex，PFC）自上而下的抑制调控。中枢神经系统启动的应激反应，需要外周器官和组织提供及时准确的反应来配合。这些反应包括自主神经系统活动、内分泌系统活动以及焦虑情绪等行为的改变。

最新研究首次发现了一条重要的神经环路——脚背侧皮质（dorsal peduncular，DP）/顶盖背侧带（dorsal taenia tecta，DTT）→下丘脑背内侧核（dorsomedial hypothalamic nucleus，DMH），通过将皮质下情感系统连接到下丘脑运动控制系统来驱动交感神经和行为反应。在紧张的情况下,自体的交感神经会被激活,交感神经主要作用于平滑肌和腺细胞。交感神经兴奋会抑制腺分泌、竖毛肌收缩、瞳孔开大肌收缩(瞳孔放大)、睫状肌放松(使水晶体变得扁平,而可以看远处)、刺激窦房结(心跳加快)、房室结(加快心脏信号传输)、增强心脏收缩力、大部分动脉平滑肌收缩、骨骼肌的动脉平滑肌放松、支气管平滑肌放松(支气管扩张)、抑制支气管腺体分泌、消化道蠕动下降、抑制消化道腺体分泌、消化道括约肌收缩、消化道壁平滑肌放松、抑制胰脏外分泌腺分泌、抑制胰脏内分泌、肾素分泌、肾上腺素和去甲肾上腺素分泌、膀胱壁放松、逼尿肌放松、射精、子宫(未怀孕)收缩、刺激糖解作用、糖质新生和脂肪分解,如图 1 所示。

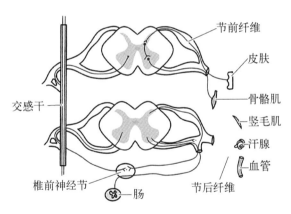

图 1　交感神经与行为反应

　　自主神经传出纤维支配血管,调节血管平滑肌的收缩状态(肌张力)和血管(特别是动脉和微静脉)直径。周围神经在动脉外膜内分支并吻合,形成围绕动脉的网状结构。在一些大的肌性动脉中,神经偶尔存在于中膜的最外层。神经是指小的轴突束,几乎都是无髓纤维,大多数属于来自交感神经节前神经元的节后纤维。当紧张时,交感神经激活使血管收缩,造成血流减缓,导致手脚冰凉。

》 参考文献 《

[1] Liu W Z, Zhang W H, Zheng Z H, et al. Identification of a prefrontal cortex-to-amygdala pathway for chronic stress-induced anxiety[J]. Nature Communications, 2020, 11(1): 2221.

[2] Kataoka N, Shima Y, Nakajima K, et al. A central master driver of psychosocial stress responses in the rat[J]. Science, 2020, 367(6482): 1105 - 1112.

[3] Waxenbaum J A, Reddy V, Varacallo M. Anatomy, autonomic nervous system[M]. Treasure Island (FL): StatPearls Publishing, 2023.

为什么人与人的性格不一样?

　　世界上没有完全相同的两片叶子,也没有相同的两个人。即使是生活环境相同的人,其成长后的性格也是不一样的。性格是一个人面对现实的稳定态度以及与这种态度相应的习惯化了的行为方式中表现出来的人格特征。性格一经形成便比较稳定,但是并非一成不变,而是可塑的。不同于气质,性格更多体现了人格的社会属性,个体之间人格差异的核心是性格的差异。

　　性格对人的心理活动影响大吗? 这个问题看似简单,可要进行实际分析,还是一个较为复杂的问题。主要表现在两个方面:一方面是性格的成因复杂,另一方面是性格的表现具有多样性。性格是人格的重要组成部分,是长期的精神状态,心理咨询师即是通过对求助者的性格进行分析,进而研究产生相应行为的特点和现实状况。

　　最新研究发现,性格与大脑形态有关。大脑的表面有一层结构叫作大脑皮质,研究发现大脑皮质的厚度、面积和折叠程度与性格有关。随着年龄增长,皮质的厚度持续降低,折叠程度和面积持续增加;而人产生消极情绪的倾向也逐渐降低,变得更有责任感与亲和力。皮质越薄、面积越大、折叠程度越大,代表个性越开放。同时,科学家也发现左尾状核在正面性格反馈时更为活跃,如图 1 所示。

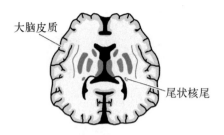

大脑皮质

尾状核尾

图1　与性格有关的大脑结构

性格的心理学释义为人对现实现象的态度以及对此做出的相应的行为表现方式的综合体现。性格是社会属性最重要的表现方式,也是心理活动的重要因素,因此一直以来是心理学研究的重点范畴。所以,需要根据性格的特征分析性格的表象方式,进而达到解决实际问题的实际效果。

性格形成的因素很复杂,概括来讲有以下三个方面:基因遗传因素、长期发育因素以及社会环境影响因素。可以说它既有来自个体自身的因素,同时也受到相应的环境影响。从这个角度分析,性格是可以改变的,需要外界影响因素的量变之后的质变作用。由于每个人后天受到的影响千差万别,造就了每个人不同的性格。

参考文献

[1] 张厚粲,徐建平. 现代心理与教育统计学[M]. 北京:北京师范大学出版社,2021.
[2] Mp A, Shi W A, Zs D, et al. Brain regions in response to character feedback associated with the state self-esteem[J]. Biological Psychology, 2019, 148: 107734.
[3] 宗文举,石凤妍,詹启生. 现代心理学理论与实践[M]. 天津:天津大学出版社,2005.

17 男女处事待人方式的不同是遗传还是环境影响?

男女有别不仅表现在身体特征上,还表现在具体的处事待人上。

处事待人的方式是人格的一部分,人格还包括能力、气质、性格,这些心理特征在不同程度上受到先天遗传因素的影响,相对比较稳定。影响人格形成的因素主要包括以下几个:① 生物遗传因素;② 社会文化因素;③ 家庭环境因素;④ 儿童早期经验;⑤ 学校教育因素;⑥ 自我调控因素。

遗传是人格形成的重要影响因素,但遗传因素对人格的作用程度因人格特征的不同而不同。通常在智力、气质这些与生物因素相关性较大的特征上,遗传因素较为重要;而在价值观、信念、性格等与社会因素关系紧密的特征上,后天环境因素更重要。人格发展过程是遗传与环境交互作用的结果,遗传因素影响人格发展方向及形成的难易。男女处事待人方式的不同最主要是受环境影响,尤其是家庭环境的影响。

关于男性和女性大脑之间是否存在差异的问题,一直以来众说纷纭,但多数人认为男性和女性的大脑存在明显差异(见图1)。研究发现,在宫内期间,胎儿大脑通过睾酮对特定种类神经细胞的直接作用而向男性方向发展,如没有这种激素增长则向女性方向发展。研究者通过神经成像技术对男性和女性大脑之间的差异进行了详尽的分析,结果表明,男性从出生起的大脑就比女性要大约10%,在成年人中稳定在11%左右。大脑的性别差异体现在大脑重量、结构以及各脑区的各种功能。但是也有研究发现,男性和女性的大脑几乎不存在差异。

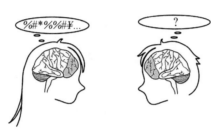

图1 吵架后

⟩ 参考文献 ⟨

[1] Blackford, J U, Avery, S N, Cowan, R L, et al. Sustained amygdala response to both novel and newly familiar faces characterizes inhibited temperament[J]. Social Cognitive and Affective Neuroscience, 2011, 6 (5): 621.

[2] Savic I, Garcia-Falgueras A, Swaab D F. Sexual differentiation of the human brain in relation to gender identity and sexual orientation[J]. Progress in Brain Research, 2010, 186: 41 - 62.

[3] Bao A M, Swaab D F. Sexual differentiation of the human brain: relation to gender identity, sexual orientation and neuropsychiatric disorders[J]. Frontiers in Neuroendocrinology. 2011, 32(2): 214 - 226.

[4] Eliot L, Ahmed A, Khan H, et al. Dump the "dimorphism": comprehensive synthesis of human brain studies reveals few male-female differences beyond size[J]. Neuroscience and Biobehavior Reviews, 2021, 125: 667 - 697.

18　深呼吸对大脑有什么好处?

　　人的一生中时时刻刻都在呼吸,通过呼吸实现机体与外界环境的气体交换,满足对氧气的需求。呼吸运动包括吸气与呼气两个部分,两者能够节律性地转换,并根据机体的实际需要进行实时调整,这些都离不开位于低位脑干的呼吸中枢的参与和呼吸的反射性调节。呼吸运动可分为腹式呼吸和胸式呼吸两种形式:胸式呼吸是指主要依靠肋间肌的收缩带动胸廓,从而牵动肺部而进行的呼吸;腹式呼吸是指以膈肌(将胸腔与腹腔分开的横隔)的上下运动来扩大和缩小胸腔为主,肋间肌运动为辅而进行的呼吸。胸式呼吸时肺活量小,肺组织利用率低;腹式呼吸时,膈肌上下活动范围加大,胸腔容积得到充分的运动。研究认为,正常的胸式呼吸一次约 5 秒,吸入约 500 毫升空气;而平卧状态时做腹式呼吸,一次为 10～15 秒,吸入 1 000～1 500 毫升空气。腹式呼吸可最大限度地利用肺组织,充分进行气体交换,使肺组织得到健康锻炼。腹式呼吸常见于儿童和成年男性,胸式呼吸常见于成年女性。

　　控制呼吸可以帮你减压,甚至让你头脑更敏锐。呼吸的方式会影响身体中几乎每一个器官。呼吸不仅仅是为大脑和身体提供氧气,呼吸的方式还可以改变思维、感受和心率,并能减压、抗焦虑、减少痛感、降血压，甚至可以改变大脑化学物质，让头脑更敏锐。

研究发现，腹式呼吸可以增加血氧饱和度，进而对脑产生积极作用。与胸式呼吸相比，早期脑卒中患者经腹式呼吸锻炼后，用力肺活量等肺功能指标有更明显的增高，增幅超过 50%，血氧饱和度也较胸式呼吸锻炼有更大提高。腹式呼吸锻炼对移居高原人群和肺癌切除术患者等的相关指标也有改善作用。腹式呼吸通过增强膈肌的运动，更充分地发挥膈肌的功能，使呼吸变得深慢，从而实现了呼吸效率的提升。临床研究表明，坚持腹式呼吸锻炼对提高睡眠质量、治疗偏头痛、改善早期脑卒中患者部分功能等具有积极作用。

腹式呼吸锻炼简单易学，可改善人体的缺氧状态，缓解焦虑情绪，且无不良反应。因此，科学地进行腹式呼吸锻炼，提升血氧饱和度，保证大脑充足的氧供应，对于我们的健康十分有益。

当人有压力时，大脑中去甲肾上腺素的水平会增高，这时大脑的注意力网络会受到干扰，让人无法进行正常思维。有些人这时会开始屏住呼吸，但这反而会导致情况恶化——血液中的二氧化碳水平开始上升，从而让大脑的蓝斑核区域活跃起来。蓝斑核区域是指大脑中一个具体的区域，其功能与压力反应有关，它会产生更多的去甲肾上腺素。随着去甲肾上腺素水平的进一步升高，注意力开始不同步，因此很难专注一件事。而深呼吸，就像刹车一样让整个系统叫停，它就像大脑的重置按钮。停下来深吸一口气，数4 个数，然后再呼出这口气，数 6 个数。这样做是针对大脑的蓝斑核，让去甲肾上腺素水平降下来，注意力网络也会重新同步协调起来，正常运作，如图 1 所示。

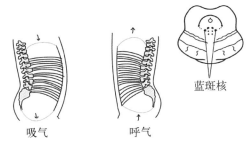

蓝斑核

吸气　　　　　　呼气

图1　大脑中蓝斑核区域的活跃与深呼吸

最新医学研究证明,人在大声朗读时,副交感神经会加强工作,大脑便会得到放松,心情也随之愉悦。据专家测定,朗读20分钟可以使全身增加10%的热量消耗,持之以恒可达到减肥的效果。高血压患者在朗读时血压还会降低。朗读有益健康是因为腹式呼吸使身体发生一系列有益变化。朗读会引起胸腹之间的横膈肌上下大幅运动,从而促使肺吐纳更多的空气,这就是腹式呼吸。朗读时,尤其是遇到长句子,肺会彻底排空,转入下一次吸气动作时就可以吸入更多的新鲜空气。膈肌动作加大还会向大脑传递放松的信号,接收到这一信号以后,大脑会向肌肉、血管发出缓解紧张的指令,使得血压下降。

> **参考文献**

[1] 李浅峰,王尧,司徒杏仙. 胸式呼吸训练与腹式呼吸训练对早期脑卒中患者肺功能的影响[J].海南医学院学报,2013,19(2):268－270＋274.
[2] 李博志,刘清源,张颖,等. 腹式呼吸放松训练对高原移居人群血氧饱和度及主观睡眠质量的改善作用[J].中华保健医学杂志,2020,22(6):565－567.
[3] 黄玉贤,张有为. 肺癌切除术患者围术期呼吸训练器与腹式呼吸锻炼效果

比较[J].护理学杂志,2017,32(4):29-31.

[4] Chen Y, Huang X, Chien C, et al. The effectiveness of diaphragmatic breathing relaxation training for reducing anxiety [J]. Perspectives in Psychiatric Care, 2017, 53: 329-336.

19 孩子边吃饭边看电视或玩游戏有什么不好？

现在有很多爸爸妈妈因为孩子不肯好好吃饭会采取各种办法，其中最为常见的是坐在电视机前喂饭，或者是将手机或平板电脑放上孩子喜欢的动画片来吸引其注意力，从而让他们乖乖吃饭。这样虽然能哄孩子将饭吃下，但是给孩子健康带来较大隐患，容易导致消化系统紊乱。

人在吃饭的时候，整个消化系统都处在活动状态，大量的血液流到胃肠部，以便胃肠部进行机械蠕动，分泌消化液来消化食物。如果孩子在吃饭的时候看电视或者玩游戏，便会刺激神经兴奋，而大脑神经的视觉、听觉、触觉活动的同时也需要供给很多的血液，即会造成对消化系统的供血不足，久而久之就会引起胃肠道的疾病。大脑也会因供血不足出现缺氧，导致疲劳，对孩子的成长造成不利影响。另外，孩子边看电视边吃饭，不仅容易出现咽喉软腭活动失调，导致食物被误吸入气管内，甚至将气管完全阻塞而发生窒息，而且还会造成进食较多而出现肥胖。

除此以外，允许孩子边吃饭边看电视或玩手机，还会对孩子的视力造成不可逆转的影响。在吃饭时，总是分心，看着其他的东西，比如手机，会导致视神经的营养供应不足，从而使孩子患上各种眼睛疾病，最常见的是视力下降。

一心不能二用。除了以上列出的对身体的伤害,边吃饭边看电视或边玩手机,对孩子还有许多其他方面的坏处,例如对孩子的身心健康没有好的引导作用,孩子不再认为吃饭是一件必须做的严肃的事情,而是认为午饭时间是可以看电视的时间。因此,正确引导孩子吃饭,不让孩子在吃饭时间看电视、玩手机对于家长和医生来说是一个重要的命题。这不仅仅是一个培养好习惯的问题,更关系到孩子终生的健康。

参考文献

[1] Avery A，Anderson C，McCullough F. Associations between children's diet quality and watching television during meal or snack consumption：A systematic review［J］. Maternal and Child Nutrition，2017，13(4)：e12428.

[2] Vik F N，Bjørnarå H B，Øverby N C，et al. Associations between eating meals，watching TV while eating meals and weight status among children，ages 10－12 years in eight European countries：the ENERGY cross-sectional study[J]. International Journal of Behavioral Nutrition and Physical Activity，2013，10(1)：58－58.

[3] 丁自海,刘树伟. 格氏解剖学[M]. 41 版. 济南：山东科技出版社,2017.

20 为什么有人某些肢体部位会不停地颤动？

　　有很多原因可能造成一个人无征兆地突然颤动，但很多情况下通过补充水分与稍加休息都可以缓解。身体不可控制地颤动不一定意味着患病，但也可能是罹患某些严重疾病的先兆，所以出现了这种情况一定要多加注意。

　　颤动是一种非自主的、有节奏的肌肉收缩，导致身体的一个或多个部位发抖。这是一种常见的运动障碍，且最常见的受影响部位是双手，但也可发生于头部、声带、躯干、手臂和腿。颤动在任何年龄都可能发生，但在中老年人中最为常见，间歇性或持续地发作都有可能。

　　颤动是由大脑深处控制运动的问题引起的，可自行发生，也可能由多种神经紊乱的症状引起，病因包括多发性硬化、脑卒中（中风）、创伤性脑损伤、帕金森综合征、某些药物影响（苯丙胺、咖啡因、皮质类固醇以及治疗某些精神和神经疾病的药物）、酗酒或戒酒、汞中毒、甲状腺功能亢进、肝肾衰竭以及焦虑或恐慌等。

> **参考文献**

[1] Kalia L V, Lang A E. Parkinson's disease[J]. Lancet, 2015, 386 (9996):

896 - 912.

[2] Golbe L I, Leyton C E. Life expectancy in Parkinson disease [J]. Neurology, 2018, 91 (22): 991 - 992.

21 为什么很多人吃饱了就想睡觉？

你是否经常会有这种情况：刚刚享受完美味的午餐后，感觉困意十足特别想睡觉（见图1）？有些人会恐慌，担心自己的身体是否有什么疾病。实际上，这是非常正常的情况。接下来就带着大家去解密为什么人吃饱了之后会犯困！

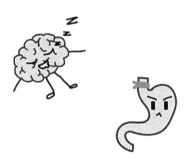

图1 人为什么吃饱后会犯困

我们的身体需要能量来运作和生存。我们从食物中获取能量，食物通过消化过程分解并转化为燃料或葡萄糖，为身体提供卡路里（或能量）。我们的消化系统会触发体内的各种反应。当我们进食后，尤其是食入一些含糖量高的食物，我们的身体内会分泌大量的胰岛素对糖进行分解，从而将其转化为能量供机体使用。然而，胰岛素分泌过多会导致一种必需氨基酸——色氨酸进入大脑，一旦色氨酸进入大脑,就会使得血清素和褪黑素增加,而这两种神经递质具有镇静作用,能够调节睡眠,因此会使人产生困意。当我们食用含高水平色氨酸的食物(如菠菜、大豆、鸡蛋、奶酪、豆腐和鱼)会感觉更困。因此,午餐时摄入的碳水化合物以及食物中色氨酸的含量会影响餐后感受到困倦的程度。

此外,暴饮暴食、食用大量和特别油腻的食物也会让我们感到困倦。因为我们的身体必须加班加点,利用更多的能量来分解食物,与此同时身体的血液也会重新分配,使得帮助胃部消化吸收的血液会多一些;相比较而言,大脑就处于缺血的状态,而大脑一缺血、缺氧便会出现犯困的感觉。

避免午后犯困的注意事项有以下几种:

(1)一定要吃早餐。早餐是一天中最重要的一顿餐食,如果不吃早餐,到了午餐时间,人体的饥饿程度很高,会迫使我们选择一些高热量、高油脂的食物去寻求满足感,这往往会造成暴饮暴食。

(2)一天之内少食多餐。少食多餐有助于维持体内的血糖平衡,可以持续为机体输送并补充所需能量,保持一天之内碳水化合物、蛋白质和优质脂肪的摄取均衡,从而为机体提供更持久、更稳定的能量。

(3)餐后多走动。锻炼可以通过优化机体外周和大脑的氧气血液循环,最大限度地减少餐后精神萎靡的风险,有助于增加大脑的氧合度。

参考文献

[1] Doherty R,Madigan S,Warrington G,et al. Sleep and nutrition interactions:implications for athletes[J]. Nutrients,2019,11(4):822.

22 深蹲后迅速起立，为什么会发晕？

如果您经常因为深蹲后迅速起立而感到头晕，那么您并不孤单，这是一种很常见的现象。接下来就让我们了解一下为什么会感到头晕，以及应该采取哪些措施来缓解症状。

我们将深蹲后迅速起立时感到头晕这种常见现象称之为体位性低血压。尤其是在下蹲的过程当中，下肢肌肉会压迫血管，导致血流不畅，在深蹲起立的过程当中会使下肢血管扩张，导致过多的血液积存到下肢，造成一过性的中枢神经系统缺血、缺氧，引起头晕或视力模糊。这些症状最容易发生在老年人身上，尤其是那些服用降血压药物或身体血液量减少的人，而且常见于长时间卧床休息或吃完大餐后突然站起来的时候。深蹲站起后出现头晕，建议最好找椅子坐下，在家的话可以躺在床上休息，以促进脑部血液循环，减轻脑部昏晕程度，避免晕倒导致损伤。

在日常生活中，我们应该怎么做才能避免这种情况的发生呢？首先，我们要避免突然改变姿势，不要长时间坐着或站立，久坐后一定要缓慢地起身。其次，我们每天要给机体补充足够的液体，血液的主要组成部分是水，血液中水的缺失也会引起血压的变化，因此建议每天喝6～8杯水，以维持血压的稳定。平时多进行健身锻炼以维持心血管的健康。持续有效的有氧运动和强度较大的无氧运动都可以帮助增强心血管功能,从而减少甚至避免久蹲站起后的头晕现象。当进行杠铃深蹲来练习大腿肌肉的时候,要注意下蹲的幅度不要过深,动作至大腿与地面平行为宜,重量也应该控制在适当的范围内,防止下蹲过深和肌肉疲劳导致的停留,而在做大重量深蹲时则应该有保护措施或者其他人的帮助。

参考文献

[1] van Lieshout J J. Physical manoeuvres for combating orthostatic dizziness in autonomic failure. Lancet,1992,339(8798):897-898.

23 针扎一下手，或者火焰烫一下手，手为什么会立即移开并感到疼痛？

　　日常生活中难免会有磕磕碰碰，经常会有划伤皮肤的情况。即使伤口很小，甚至没有流血，但那一刻你一定也会感觉到疼痛。大家都已经习以为常，认为划伤皮肤一定会疼痛，但为什么会这样呢？

　　针扎一下手，或者是火烫一下手，这属于一个外界的刺激。除脑和内脏外，躯体感觉神经遍布全身，其中感觉感受器最为密集之处就是皮肤。皮肤分为表皮、真皮、皮下组织3层结构，感觉神经末梢延伸到真皮层内。真皮层内有可感觉温度的温觉、感觉低温的冷觉、感觉疼痛的痛觉和感觉压力的压觉感受器。冷、热、触感、痛感、压力，这是皮肤可捕捉的5种感觉。

　　皮肤上面分布的冷、热、触、痛是基本的感受器。与皮肤上的感受器细胞紧密相连的是传入神经纤维，位于后根神经节，它的周围突分布在皮肤的这些感受器里，而它的中枢突则可以将"针扎一下手或者是火焰烫一下手"的痛觉传到脊髓，这时人体就会有一个反射性的保护动作。这一信号传到脊髓后角神经元以后，后角的信息就会立刻传到前角运动神经元，使其支配的相应骨骼肌收缩，我们的手就会迅速离开，从而对人体起到一个保护作用（如图1所示）。当手离开的同时这个信息会传递到后角的后角固有核团，通过白质前联合进行左右的交叉，交叉到对侧上行形成脊髓丘脑束，进而到达背侧丘脑腹后的外侧核,背侧丘脑腹后外侧核再发出纤维,通过丘脑中央辐射进入了我们的大脑皮层,使我们感受到疼痛。

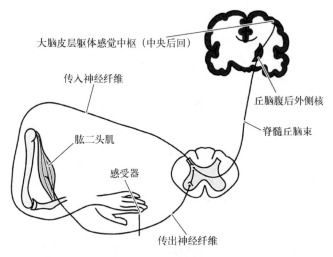

图 1　痛觉的传递过程

　　虽然疼痛本身并不是一个可以让人愉悦的感觉,但是感知疼痛的这一能力对人体有着非常重要的保护作用。人一旦没有了痛觉,当人体受到外界伤害时就无法感知伤害程度有多深,也就无法迅速做出逃避反应以保护机体免受伤害。

　　常言道,任何事物都有两面性。虽然痛觉带给人们的不是快乐,但它无形中却在保护着人体免受更大的伤害!

参考文献

[1] 苏亚楠. 皮肤感觉:感知温度与压力[J]. 科学世界,2016,6:10.

24 大量饮酒后为什么有些人话多，有些人瞌睡，有些人走路不稳？

　　酒精伤肝，更伤中枢神经。长期喝酒将造成体内酒精蓄积，损伤大脑及周围神经组织，造成记忆力下降；大脑处于刺激状态也会造成酒精性脑病，使得小脑受损，共济失调，走路不稳。

　　小脑是机体重要的躯体运动调节中枢之一，位于端脑的后下方，延髓和脑桥的背侧，腹侧与脑干相连。小脑分为左右两个半球，由小脑蚓相连，小脑表面的脑回扩大了小脑的表面积。小脑的质量只有大脑的10%左右，表面积却达到了大脑的75%。整个人脑约有860亿个神经细胞，小脑就占约690亿个神经细胞，负责把信息从大脑皮层传送至身体各个区域，是最繁忙的信息交换区。小脑半球有着躯体各部位的代表区，上半部分代表上肢，下半部分代表下肢，蚓部则为躯干代表区。小脑主要维持躯体平衡，控制姿势和步态，调节肌张力和协调随意运动的准确性。酒精损伤小脑主要表现为四肢、躯干的控制和表现状态异常。小脑的绒球小结叶在进化上出现最早，构成原小脑，因其纤维联系及功能与前庭密切相关，故又称前庭小脑。前庭小脑参与身体姿势平衡功能的调节（如图1所示）。切除绒球小结叶的猴子，或第四脑室附近患肿瘤压迫绒球小结叶的患者，不能保持身体平衡，会出现站立不稳、步态蹒跚和容易跌倒等症状。动物实验证明，猫在切除绒球小结叶后可出现位置性眼震颤,即当其头部固定于某一特定位置(即凝视某一场景)时出现的眼震颤。这一功能活动实际上与保持身体平衡的调节是密切配合的。狗在切除绒球小结叶后不再出现运动病(如晕船、晕车等)。人类的直立行走,是其进化史上的重要里程碑,但相比于用四肢行走的哺乳类动物,其身体重心大大提高,稳定性下降,对抗地心引力加大,上肢不再支持体重而执行更加灵巧的活动。大脑皮质的高度发达,促进了新小脑体积的增大和功能的完善,成人小脑的重量已达 150 克,小脑与大脑的比例约为1:8。它使人类能做更加精细、协调的高难度动作,如弹奏乐器、编织毛衣、写字、操作机器和制造工具等,为其他动物所不能及。

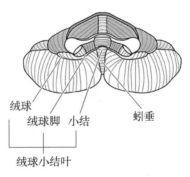

图 1　前庭小脑的解剖简图

　　在传统认识中,小脑主要起着维持身体平衡、调节肌张力、协调躯体运动的作用;但是,近年大量的科学研究证明小脑还参与语言、认知、记忆、注意、情绪等信息的处理。

　　(1)语言功能:Zentay 在 1937 年发现小脑的急性损伤可导致语言障碍——在分节发音、发音及语言呼吸运动的协同作用方面失调,出现缓慢的、爆发性的语言,即断续语言。随着正电子发射计算机断层显像和功能性磁共振成像等扫描技术的发展,德国科研人员研究了人在进行语言短期记忆和抽象的非语言短期记忆时小脑的活动,结果发现小脑的各个部分都参与了这两种短期记忆过程,小脑对短期记忆的高级认知执行功能有支持作用。

(2)认知功能:小脑大约占脑体积的10%,但小脑的颗粒细胞总数占所有脑细胞的一半以上。常规技术难以实时记录密集分布于小脑的颗粒细胞是如何活动的。美国国家科学院院士,斯坦福大学终身教授神经生物学家骆利群表示,他们在实验中采用双光子钙成像等先进技术,可以对活体动物的小脑颗粒细胞活动进行记录,在动物运动的同时观测上百个颗粒细胞的活动情况。在实验中,研究人员训练小鼠不断推动一个小杠杆,小鼠每推一下杠杆,就可以在1秒左右得到一点糖水,即所谓奖赏,如此循环。研究人员在发现一些颗粒细胞在小鼠运动时被激活的同时,还意外观察到小鼠颗粒细胞也对奖赏产生反应,有些颗粒细胞在小鼠等待糖水时也被激活。研究者们认为动物的很多行为是通过奖赏来控制的,奖赏与高级认知功能有关。这一研究发现意味着小脑还有更高级的功能,这为将来探索小脑更多的功能迈出了第一步。另外,由于目前科学家重视研究人的大脑,而对小脑的研究相对较少,研究人员希望这个最新发现为今后研究大小脑如何协调作用提供参考。

(3)创新可能产生自头脑中最原始的区域——小脑。美国斯坦福大学的研究人员探索了创造性的神经基础,提出小脑(动作相关联的典型区域)与创造性活动有关。受试者们分别和一台非磁性平板电脑进入一个功能性磁共振成像(fMRI)机内,研究人员要求受试者画出一系列基于动作的图画(例如投票、敬礼等图画),每

30 秒画一幅图;然后由设计学院的研究人员以 5 分制对其创造性进行打分;医学院的研究人员则分析了 fMRI 扫描仪对大脑活动的成像结果。研究结果让人出乎意料:对于受试者认为最难的图画,大脑前额叶最为活跃;而受试者在画被认为最具创造性的图画时,小脑却最为活跃。尤其有趣的是,受试者对他们的画作思考得更少时,他们的画作却更具创造性。

> 参考文献 <

[1] Buckner R L. The cerebellum and cognitive function:25 years of insight from anatomy and neuroimaging[J]. Neuron,2013,80(3):807-815.

饮食与脑健康

　　合理膳食可以为脑部活动和脑的发育提供充足的能量,机体能量主要来源于膳食摄入的蛋白质、脂肪和碳水化合物。上述三大产热营养素的能量供给应有适当的比例。合理的能量比建议为:糖类占 $50\%\sim65\%$,脂肪占 $20\%\sim30\%$,蛋白质占 $10\%\sim14\%$。

　　脑消耗的能量与其质量成正比,脑的质量虽只占体重的 2%,但消耗的能量却占人体总量的约 20%。大脑最钟爱的能量源自葡萄糖,若长时间不进食,血液中没有足够的葡萄糖支撑大脑思考、工作,常伴随着劳累和头晕,还会影响思维能力。水果、蔬菜、五谷杂粮和乳制品中的天然糖是大脑的最佳糖类。因为脑消耗大量能量,所以一日三餐,尤其是早餐吃好是补充葡萄糖的关键(见图 1),一旦血液中的葡萄糖稍显不足,就会刺激食欲中枢,感觉肚子饿,这是脑为了预防能量断裂而发出的信号。阿尔茨海默病(Alzheimer's disease, AD)患者的认知功能进行性损害与葡萄糖摄取和代谢降低相关,特别是当 AD 的遗传危险因素或阳性家族史存在时相关性更大。在 AD 的神经病理学中,大脑代谢发生改变,导致脑葡萄糖利用率降低。早餐最好不吃或少吃稀饭、甜面包或炒面等含糖类多的食物,以免脑中具有镇静作用的血清素增加,使大脑无法达到最佳状态。在晚餐的安排上,一般应选择糖类为主的食物,少吃蛋白质含量丰富的食物。因为糖类能间接改变脑中的化学反应,促使体内分泌胰岛素,帮助肌肉细胞吸取血清中大量的氨基酸,进而使较多的色氨酸进入脑部,转化为有镇静作用的血清素,帮助人们更好地休息、睡眠、恢复脑力和积蓄精力。

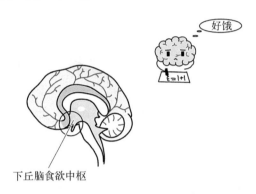

下丘脑食欲中枢

图1　饥饿时大脑活跃的中枢

早餐也不宜吃油条、煎蛋和熏肉等含大量脂肪与胆固醇等不易消化的食物,以免流往大脑的血液减少,降低脑的应激性和灵敏度。研究表明,大约70%的大脑重量是脂肪的重量。脂肪保护层分布在每一个神经细胞周围,保护着脆弱的细胞。正因为脆弱,我们需要适当的脂肪来使这些结构维持健康。有越来越多的证据表明,某些脂肪酸——特别是欧米伽3(Omega-3)对大脑健康起着必不可少的作用。其中,二十二碳六烯酸(DHA)是大脑中含量最丰富的脂肪酸,其在20世纪90年代就被证明是促进大脑发育、成长的重要物质之一,能显著增强记忆与思维能力、提高智力。因为身体无法非常有效地制造DHA,所以我们需要从鱼和鱼油补充品中获取稳定的膳食供应,这也是DHA的最佳来源。除了鱼和鱼油中的健康脂肪,坚果同样也是有益处的,原因在于它们可以提供健康的不饱和脂肪与维生素 E,发挥抗氧化剂的作用。

作为神经传输物质原料的谷氨酰胺(合成蛋白质中的一种氨基酸成分)是维持脑健康不可欠缺的物质。蛋白质主要成分是氨基酸,机体在消耗以蛋白质为主的食物时需要耗费更长的时间,其分解过程中需要燃烧更多的热量。有研究表明,摄取足量的蛋白质能够提高机体的新陈代谢水平,会使人体每日多燃烧 150～200 千卡的热量。因此,为提高新陈代谢水平,在膳食搭配的三大营养素中应当适当增加蛋白质配比。科学的午餐结构应以吃蛋白质与胆碱含量高的肉类、鱼类、禽蛋和大豆制品等食物为主。因为这类食物中的优质高蛋白可使人血液中的酪氨酸增加,进入人脑之后,可转化为使人头脑保持敏锐的多巴胺和去甲肾上腺素等化学物质;而胆碱则是脑神经传递乙酰胆碱的化学介质,乙酰胆碱对脑的理解和记忆功能有重要作用。

参考文献

[1] 朱启星. 卫生学[M]. 9 版. 北京:人民卫生出版社,2018.
[2] 木村泰子. 大脑是如何工作的[M]. 北京:人民邮电出版社,2018.
[3] 胡存田. 一日三餐与科学健脑[J]. 劳动安全与健康,2000(12):10.

生活中的脑健康

1 慢性疼痛常在，大脑问题不断

在当下这个工作离不开电脑、生活离不开手机、"996 上班"是常态的时代，诸如颈、肩、腰、腿痛等慢性疼痛已经成为威胁人们健康的元凶之一。据调查，成年人慢性疼痛的发生率已经高达30％。慢性疼痛带给我们身体疼痛的同时，还会带来精神层面的痛苦，它会让我们与焦虑、抑郁相伴，吃不下、睡不香，更有甚者还会对我们的大脑产生影响。

传统上，我们将疼痛分为伤害性、感受性和神经病性疼痛三类。它是人类共有的、不愉快的主观感觉和情绪体验，往往与自主神经活动、运动反应、心理和情绪反应交织在一起。

如果你一直处在慢性疼痛的状态，你需要敲响警钟，因为它带给你的负面影响可能远远超出你的想象。慢性疼痛持久不愈不仅会给你带来身体上的痛苦，还会在精神层面慢慢侵蚀你的健康。你会感觉心里一直有块石头压着，这种强压会逐渐让你焦虑，长此以往甚至造成记忆力减退，无法集中精力做事情，最终导致生活一团糟。而这一切都归因于慢性疼痛，慢性疼痛其实是一种脑功能障碍疾病，科学家经多年研究发现，它可以通过改变大脑区域之间的信息流动和信息整合影响大脑功能和我们的行为。

此外，长期慢性疼痛会造成大脑、脊髓的神经连接过度敏感化，从而导致中枢敏化综合征，简单来说，就是大脑会将普通的感觉错误地识别为痛觉。

正常情况下，疼痛感觉的产生是这样的一个过程：当身体受到刀割、火烧等伤害性的刺激，痛觉信号会从神经末梢传导到神经中枢脊髓和大脑的不同部位。整个过程会有许多种类型的神经细胞参与，痛觉信号这辆列车沿途会经过许多站台，如果中间任何一站出现了差错，都会导致我们的大脑对于痛觉信号的错误识别。

当你受伤后，早期伤口可能隐隐作痛，但随着伤口慢慢愈合，你会发觉伤口处慢慢不疼了，这是由于因疼痛刺激而处于兴奋状态的神经元和神经通路已经逐渐恢复到正常状态。但发生中枢敏化后，脊髓的痛觉神经会处于持续兴奋敏感的状态，此时，神经末梢接收到的正常痛觉信号，在传导到大脑时会被放大且异化，将本来不应该被识别为疼痛的感觉错误地识别为疼痛。在中枢敏化的情况下，你整个人会变得很敏感，但凡有"风吹草动"，都会引起你的反应，即使外界对身体的刺激很小，你的大脑也会认为出了大事，生活中本来一些正常的因素可能都会引起你的疼痛反应。环境的噪声、难闻的气味、灯光太亮或者普通的痛觉都会由于这种过度敏感而被异常放大，让你感觉"啊，我好痛啊！"

许多慢性疼痛患者都会深陷于疼痛造成的恶性循环：因为身体疼痛不适导致活动量减少；性情变得孤僻，感觉没人能体会自己的痛苦；晚上由于疼痛，觉也睡不好；慢慢感觉压力变大，变得容易紧张和抑郁，而这些又会反过来加剧自己的疼痛。

面对如此棘手的问题，目前临床上采取的是综合性的治疗。在患者充分了解自身病情及治疗原理的基础上，通过药物降低神经的异常兴奋性,配合压力与睡眠管理,鼓励患者适度运动去调节自己的身心状态,若有需要还可以进行心理咨询。这些措施就是为了让你慢慢不那么把疼痛这回事放在心上,积极面对、干预和治疗,相信健康总会回到你的身边。

> 参考文献 <

[1] 张珊珊,吴文. 慢性疼痛的脑机制及静息态功能性磁共振研究[J]. 中国疼痛医学杂志,2013,19(2):102 - 105,109.

[2] Nijs J, Leysen L, Vanlauwe J, et al. Treatment of central sensitization in patients with chronic pain: time for change? [J]. Expert Opin Pharmacother, 2019, 20(16): 1961 - 1970.

熬夜之后，脑子转不动了？

现在熬夜对于我们来说都是常态，很多人因为工作的原因在零点前根本不能上床；还有一些人玩游戏、追剧、看短视频看得停不下来；就连老年人也沉迷于手机的世界无法自拔，常常熬夜到两三点……熬夜之后，第二天精神状态总是不太好，黑眼圈重、脸色差，不到中午就犯困，下午更是疲惫！连续熬夜几天就更严重了，连脑子都觉得不好使、转不动了，好像脑细胞统统罢工了一样，别说有创新性、创造性的高难度的工作了，基本的日常工作处理起来都不太容易。难道熬夜会伤脑细胞吗？死去的脑细胞还会再生吗？

神经再生在神经可塑性、脑内稳态和中枢系统的维持中起到关键作用，并且是保护和修复受损脑细胞的关键因素。衰老、神经炎性反应、氧化应激等内在因素以及高脂、高糖饮食、乙醇和阿片类成瘾等外在因素对成年神经再生有不良影响。相反，许多膳食成分如白藜芦醇、蓝莓多酚、不饱和脂肪以及热量限制、体育锻炼已经显示出具有促进神经再生的能力。

长期缺觉，大脑可能被"蚕食"

长期缺觉会使大脑的清理机制过度反应，"蚕食"脑细胞，增加患阿尔茨海默病等神经退行性脑病的风险。对脑电图有轻度改变者进行剥夺睡眠诱发实验,可提高癫痫患者脑电图癫痫样波的阳性检出率。部分剥夺睡眠时的初始 30 分钟对癫痫患儿的放射脑电图(radio electroencephalograph,rEEG)扫描结果无明显影响,但会提高深部脑电图(depth electroencephalogram,dEEG)检测对癫痫样放电和总异常的检出率。

警觉度具有节律性,睡眠限制会导致生物节律紊乱、警觉度下降。正常作息后警觉度又会有一定程度的恢复,但短期内无法回到初始水平。慢性部分性睡眠剥夺患者存在包括左侧杏仁核、双侧颞中回及左侧后扣带回等局部一致性(regional homogeneity,ReHo)值的增高,左侧额上回、左侧丘脑、右侧额中回、右侧楔前叶及右侧海马旁回等 ReHo 值的降低。

熬夜会导致脑细胞受损

缺觉会提高小胶质细胞的活性,该细胞有一个重要功能就是消灭受损的脑细胞。短期内定期清理不堪重负的突触,能提高大脑的工作效率,但如果长期缺觉,任由这些小胶质细胞吞噬突触,无疑是一条通往"失智症"的不归路。所以,想要有一个思维敏捷的大脑,最好远离熬夜缺觉。

熬夜会加速脑细胞凋亡

脑细胞处在一种连续不断地死亡且永不再生的过程中,死一个就少一个,直至消亡殆尽。这是一种程序性死亡,也叫凋亡。人到 20 岁左右,脑细胞发育的速度达到巅峰,此时不仅精力充沛,而且记忆力好,是一生中的黄金季节,越过此峰,便是下坡了。

对此,我们提供的一些康复建议有:

1. 穴位保健方案

穴位宜多按摩印堂、睛明、四白、太阳、风池、丝竹空、百会等眼睛和头部穴位,每个穴位按 3~5 分钟,以穴位局部酸胀为宜,在熬夜后 3~5 天,每天按摩一次;也可做一套眼睛保健操以保护视力;若经常熬夜,则需每天按摩一次。

此外,眼睛在长时间近距离使用后,宜移动眼睛,练习一下看近再看远处,使眼球旁肌肉放松,避免眼睛疲劳干涩;也可用热毛巾敷脸。

2. 食疗方案

(1) 猪腰炖杜仲。取杜仲 25 克,猪腰 1 个(去筋膜),水适量,加水炖 1 小时左右食用。每日或隔日食用 1 次,具有滋补肝肾、强筋壮骨的功效。主要适用于熬夜后感到腰酸背痛、四肢无力的熬夜者食用。

(2) 莲子百合煲瘦肉。取莲子(去芯)20 克,猪瘦肉 100 克,百合 20 克。三者加适量的水同煮,等肉熟烂后加入适量的盐,每日 1 次。这种食物具有清心润肺、益气安神的功效,主要适用于熬夜后咳嗽、失眠、心情烦躁、心悸等熬夜者食用。

·· ❯ 参考文献 ❮ ································

[1] 刘一穸,张研. 营养因子影响成年神经再生和认知功能[J]. 基础医学与临床,2018,38(3):304 - 307.
[2] 陈凤平. 部分剥夺睡眠在癫痫患儿动态脑电图检测中的应用[J]. 现代医学,2019,47(5):570 - 573.
[3] 周鹏,朱越,董晓,等. 睡眠限制引起的生物节律紊乱对大脑警觉度影响的研究[J]. 航天医学与医学工程,2020,33(6):504 - 511.
[4] 邱淦滨,廖伟雄,刘永辉,等. 慢性部分性睡眠剥夺静息态脑功能研究[J]. 影像研究与医学应用,2021,5(16):61 - 62.

3 耳鸣不停，就连听力也下降了

　　小胡小时候患过中耳炎，由于错过了最佳的治疗时间，发现的时候耳朵已经化脓，治疗的过程很痛苦，花费的时间也很长。虽然并没有留下后遗症，但几个月前因为工作忙碌，压力很大，她忽然觉得耳朵里鸣响得很厉害，而且还是那种高调的吹哨声或者金属摩擦的声音，严重影响工作和日常生活。尤其是最近她感觉自己的听力也受到一些影响，别人小声和她说话的时候她完全听不到。想想她才 30 岁，如果不好好治疗，以后年纪大了可怎么办？

　　耳鸣是指自觉耳内鸣响，如闻蝉声或潮声。耳聋是指不同程度的听觉减退，甚至消失。耳鸣可伴有耳聋，耳聋亦可由耳鸣发展而来。两者临床表现和伴发症状虽有不同，但在病因和病理机制上却有许多相似之处，均与肾有密切的关系。耳鸣、耳聋可作为临床症状，常见于各科的多种疾病过程中，也可单独成为一种耳疾病。西医的耳科病变（如中耳炎、鼓膜穿孔）、急性传染病（如猩红热、流行性感冒）、颅内病变（如脑肿瘤、听神经瘤）、药物中毒以及高血压、梅尼埃病、贫血、神经衰弱等疾病，均可出现耳鸣、耳聋。

　　耳鸣不是一个独立的疾病，造成耳鸣的病因很复杂，医学界尚在讨论中，因此耳鸣的分类很难统一。常用的分类方法有以下 3种：根据病变部位分类，可分为外耳、中耳、内耳、听神经、脑干或中枢听觉通路、全身系统、局部血管或肌肉（即血管性耳鸣与肌源性耳鸣）；按病因分类，可分为机械性、中毒性、感染性、变态反应症；根据响度分类，可分为 7 个等级。

此外，分泌性中耳炎是以传导性耳聋、鼓室积液为特征的中耳非化脓性炎症，以耳内闷胀感、耳鸣、听力下降为主要临床表现，主要与年龄、上呼吸道感染、过敏性鼻炎等因素相关。分泌性中耳炎发生的相关因素相对较多，不同因素能相互作用、相互影响，应根据独立危险因素制定有效的对策，降低分泌性中耳炎发生率，进一步减少耳鸣、耳聋的发生率。

长期严重耳鸣可以使人产生心烦意乱、担心、忧虑、焦急、抑郁等情绪变化；听不清别人尤其是领导和同事的讲话，影响工作效率，而且自己忍受着耳鸣带来的巨大痛苦，却常常不能被人理解；耳鸣需长期求医吃药，会带来经济损失甚至会造成巨大的经济压力。如果不被家庭成员所理解，则影响家庭和睦；非常响的耳鸣能够干扰所听的内容，常常听到声音但分辨不清别人在说什么；夜深人静时耳鸣得厉害，使人入睡困难；即使入睡，也特别浅；睡眠不深时可以被耳鸣吵醒；半夜醒来后，耳鸣仍然响个不停。女性患者特发性耳鸣的程度较男性更为严重。

焦虑程度和睡眠状况是影响耳鸣严重程度的因素，而病程、侧别、耳鸣主调声响度不是影响患者特发性耳鸣严重程度的因素。

对此，本书可提供的一些康复建议有：

1. 中医保健按摩

（1）按揉耳前三穴。在外耳道前有 3 个穴位，分别是耳门、听宫、听会,张嘴时 3 个穴位都会出现凹陷。可以每天用食指或中指指腹按揉或者上下搓擦这 3 个穴位,每次 3~5 分钟,以整个耳朵发热为佳。

(2)指摩耳轮。双手握空拳,拇指和食指沿耳轮上下来回作推摩直至发红发热;再用两拇指、食指、中指屈蜷成钳子形状,夹捏外耳道做向前、后、左、右的提扯动作。整套动作做 6 次,3~5 分钟。

(3)鸣天鼓。两手掌心按住耳孔,食指放于中指上,弹击耳后枕部约 20 次;手掌置于耳上,一紧一松挤压耳部,先慢而有力,再快速振颤,5~8 分钟。

(4)"黄蜂入洞"。将两食指或中指插入耳孔,指腹向前,转动 3 次再骤然抽出,反复做 3 遍。

(5)点按风池穴。按揉后枕部酸痛点及双侧风池穴,每次 3~5 分钟,以明显的酸胀感为宜。

(6)"猿猴摘果"。用手经头上提捏对侧耳尖各 14 次,约 3~5 分钟。接着,搓热双手,手指伸直,由前下向后上推擦耳郭,然后反折耳郭推擦耳背返回,反复 5~6 遍。最后,用掌心劳宫穴分别按揉耳腹及耳背,使全耳发红发热。

2. 食疗

(1)木耳瘦肉汤。取瘦猪肉 100 克、黑木耳 30 克、生姜 3 片,加入适量水,文火炖煮半小时。可以补肾纳气,补而不滞,并且还有降低血黏度的作用,对耳聋并伴有高血脂的患者更为适用。

(2)紫菜萝卜汤。取胡萝卜 250 克、紫菜 10 克、花生油 2 汤勺。先放入花生油烧热,再放入切片的胡萝卜,加入适量水,炖煮十分钟左右,出锅前放入紫菜,可加入适量的盐和鸡精。

参考文献

［1］谭志意,黄卓嘉. 耳三针提插补法治疗小儿肾精亏虚型听力障碍疗效观察［J］. 中国中西医结合儿科学,2020,12(2)：148-150.

［2］黄秀花,阮奕劲. 分泌性中耳炎发生的危险因素分析与护理干预对策［J］. 护理实践与研究,2018,15(14)：99-100.

［3］周腊梅,蒋雯,刘稳,等. 持续性特发性耳鸣严重程度的相关因素分析［J］. 山东大学耳鼻喉眼学报,2021,35(6)：70-76.

4 经常口臭，是脑卒中的先兆吗？

马阿姨发现自己的老伴秦叔叔最近口臭特别明显，秦叔叔以前也发生过中风，他当时是一开始觉得头疼比较明显，还伴有耳鸣、视物模糊，但是并没有太在意，一个多星期后秦叔叔的症状越来越严重，最后被确诊为中风。秦叔叔平时非常喜欢喝酒，每天晚饭时必喝二、三两，还时不时地加量，半斤也是常事。但他大多喝一些著名品牌的白酒、黄酒，常常对别人说，他喝的都是好酒，喝了对身体更好。秦叔叔一喝酒就要配一些下酒菜，这样饮食也不节制了，不吃点肉，不吃碟花生米，这酒也喝不下去呀！所以长期以来他的饮食里总是辛燥肥甘、醇酒厚味。虽然上次中风的面积比较小，秦叔叔没有留下什么后遗症，但肯定是不如以前爽利了！这次马阿姨一发现秦叔叔近几天口臭特别明显，就赶紧带他到医院，通过医生的询问，她发现秦叔叔既没有牙疼，也没有不消化，反而发现他出现过腿无力、一侧手脚发麻的情况。这时候医生怀疑，秦叔叔可能出现过短暂性脑缺血，也就是脑卒中的前兆，赶紧量了血压，发现血压非常高，收缩压 180 mmHg，舒张压 140 mmHg；再去做了一个大脑的计算机断层扫描，发现在之前的梗死灶上，出现了大面积的出血灶，幸亏是发现及时，不然真的是下半辈子都要在轮椅上度过了！

脑卒中,又名脑血管意外,是指脑血管疾病患者因各种诱发因素引起脑内动脉狭窄、闭塞或破裂,而造成急性脑血液循环障碍,临床上表现为一次性或永久性脑功能障碍。脑卒中分为缺血性脑卒中和出血性脑卒中。

不良的饮食习惯更易引发脑卒中

无论是高脂饮食,还是过量饮酒、暴饮暴食,这些长期不良的饮食习惯都会损伤脾胃,蕴积生热;长此以往,生痰化瘀,阻塞脑络,非常容易引发脑卒中。如果再加上长期熬夜,工作压力大,不能有效地让身心得到适当的放松,中风的风险就会非常高。所以,请大家珍惜生命,了解不同饮食行为和营养素的作用,养成良好的饮食习惯,降低中风风险。

减少肥胖能有效防治中风。饮食失节、多逸少动、情志内伤、年龄增长及药物损伤等是肥胖的常见病因。上述因素可单独致病,亦能交互为害,致脏腑失和,膏脂堆积,滞血为瘀,形成湿热、痰热、瘀热等邪气,这也是中风发病的核心环节。

肝火旺、脾气大更易引发脑卒中

唐代著名医学家孙思邈说过:"中风皆有火热,六气皆从火化。"所以平时血压较高,又出现眩晕、失眠、烦躁易怒、耳鸣等症状,要格外注意,及时去医院检查,以排除脑卒中的可能。肝火旺、脾气大特别容易火生风动,从而导致中风,所以应尽量将自己的"暴脾气"收一收。此外,火生动血,耗液成痰,耗气伤阴。当肾水不足时,心火就会过旺,身体中的热气"沸腾",上冲至脑,导致昏迷倒地、大面积脑梗死的情况更多,这样中风的病情就更加严重了!

男性比女性更容易引起脑卒中

男性在家庭和社会中往往较女性承担更重要的角色,常常工作压力大,离不开熬夜、应酬、饮酒等不良生活习惯,再加上男性的性格特点多为收敛、压抑型,更不愿意因"小毛小病"去医院就医。即使身体不舒服也喜欢硬抗,所以很多人可能和秦叔叔一样,明明身体已经有很多症状和不适感了,还是讳疾忌医,从未想过自己是生病,认为自己完全是好的、没病的或不严重的!要不是马阿姨及时发现,后果不堪设想!女性则往往生活习惯更好,也更愿意及时就医,所以男性比女性更容易中风。事实上,H型高血压中风风险存在性别差异,男性中风率高于女性,舒张压是女性中风的危险因素,饮酒、糖尿病是男性中风的危险因素。

对此,本书提供的预防建议有:

脑卒中虽然是很危险的疾病,但是如果平时控制好血压,避免较大的情绪波动,早睡早起,就可以有效地避免中风;同时,如果早期出现症状时,及时治疗,也可以得到很好的康复。

1. 家中急救药

安宫牛黄丸是中药中久负盛名的急救药品,它和至宝丹、止血丹合称为温病三宝,素有"治疾病于即时,挽危重于顷刻"的美誉。它的组成成分包括牛黄、水牛角、麝香、朱砂、雄黄、冰片、郁金、栀子、黄连和黄芪。

安宫牛黄主治热病,当出现高热、神昏、谵语的时候,会用它来清热解毒、凉血活血、开窍醒脑。一般在患者脑卒中的急性期,不管是出血性还是缺血性,比如中风患者出现昏迷、喘气、口臭、舌红时,可以考虑吞服,随后立即送往医院急救。

2. 饮食调养

预防脑卒中,饮食十分重要。有些食物吃多了会上火,而有些食物能帮助清热解毒。日常中芹菜、冬瓜、番茄、豆腐、菊花、菠菜、冬笋,都是清淡易消化、可辅助降压的食物。

3. 自我按摩保健

（1）头部按摩法。中医认为"头为诸阳之会"，人体十二经脉和奇经八脉都汇聚于头部，而且头部有几十个穴位，如百会、神庭、风池等。正确的按摩和日常的一些良好习惯对高血压患者可以起到很好的保健作用。

（2）足部按摩法。中医经络学指出，脚心是肾经涌泉穴的部位，经常用手掌摩擦脚心，可健肾、理气、益智、交通心肾，使水火相济、心肾相交，能防治失眠、多梦等，对高血压病也有很好的疗效。太冲穴是肝经的穴位，可疏肝理气，辅助降压。可在每天晚上睡觉前，按摩上述二穴，各5～10分钟。

参考文献

[1] 丁元庆,王瑾,刘庆,等. 肥人多中风病因及致病机制探讨[J]. 山东中医药大学学报,2021,45(1)：1-6.
[2] 陶丹. H型高血压患者中风危险因素的性别差异及Lp-PLA2的应用价值分析[D]. 兰州：兰州大学,2020.

5 　明明不头晕，血压怎么有 200？

　　吴先生今年 50 岁，事业稳定，家庭和睦，上大学的女儿也不需要他操心，处于一个生活特别安逸的状态。但是，他从 25 岁开始就一直担心自己的血压，因为第一次参加单位体检就查出来收缩压 200 mmHg，舒张压 140 mmHg。医院还专门打电话给他，问他是否有头晕、手或脚麻木的感觉。他很奇怪：好好的，问他这些问题干什么？直到医生让他注意血压，赶紧再去医院复查一下看看血压是否正常。于是，第二天他就去医院检查了，用医院的血压仪查了 3 次，收缩压和舒张压都分别在 180 mmHg 和 120 mmHg 左右，基本可以确诊是高血压了。但是他不明白的是，高血压不应该是老年病吗？为什么他才 25 岁，血压就这么高了？而且在收缩压 200 mmHg 的情况下，他竟然没有任何不舒服的症状！要不是发现得早，可能哪天血压升到 200 mmHg 以上，他还都不知道！那样就很有可能出现脑血管意外，年纪轻轻发生中风都有可能！幸亏及时体检，早早发现，及时干预了。直到今天，吴先生的血压依然偏高，但一直很稳定。他也自己买了血压仪，即使一直都没有任何不适症状，他也会每周测 2～3 次血压，以了解自己的血压情况，防患于未然。

　　由于个人体质不同，高血压的表现也不尽相同。什么是无症状高血压？一般来说,高血压患者会出现头晕、烦躁、耳鸣、疲倦、失眠等症状。不过,也有一些患者血压虽高,却不出现上述症状。在青年人群中,这种无症状的高血压潜在危险更大,尤其需要警惕。虽然脑卒中的高发人群多为 40 岁以上的中老年人,但近年来年轻患者日益增多。在高血压患者中,继发性高血压仅占 5%;而在青年患者中,继发性高血压比例超过 30%。所以,养成健康的生活习惯很重要,同时还要检查并降低自己患心血管疾病的总体风险。

什么是高血压

高血压是一种以动脉压升高为特征,可伴有心脏、血管、脑和肾脏等器官功能性或器质性改变的全身性疾病,有原发性高血压和继发性高血压之分。高血压发病的原因很多,可分为遗传和环境两个方面。高血压的诊断标准是：在未用抗高血压药的情况下,收缩压≥140 mmHg 和 /或舒张压≥90 mmHg,按血压水平高血压可分为 1、2、3 级。收缩压≥140 mmHg 和舒张压<90 mmHg 单列为单纯性收缩期高血压。如果患者有高血压史,目前正在用抗高血压药,即使血压低于 140 /90 mmHg,亦应该诊断为高血压。血压的升高已经成为全球疾病负担的主要作用因素之一。在未来,全球高血压的患病人数还将持续增加。

不同人群都有可能患高血压

(1) 儿童高血压。原发性高血压在儿童中少见,占 20%～30%,但近年来有增加的趋势;继发性高血压较多,占 65%～80%。在儿童继发性高血压中,肾脏疾病占 79%,其次为心血管、内分泌、神经系统疾病和中毒等。儿童高血压表现不典型,且血压水平与年龄、性别和身高等因素密切相关,临床容易漏诊。

（2）妊高征。即妊娠高血压综合征，严重时会导致妊娠中毒症、先兆子痫等，是孕妇特有的病症，多数发生在妊娠 20 周与产后 2 周，约占所有孕妇的 5％。所以，在整个孕期一定要定期监测血压，这样对产妇和胎儿才是最好的。

（3）老年收缩期高血压。是指 60 岁以上的老年人收缩压高于正常水平而舒张压正常，是一种独立类型的疾病，也是发生老年心血管疾病和脑卒中的独立危险因素。因此，老年人也要定期监测血压，最好家庭常备电子血压计，每周监测一次到两次血压，如有不适症状时随时监测。

原发性和继发性高血压

（1）原发性高血压。绝大多数患者高血压的病因不明，称之为原发性高血压，占高血压患者的 95％以上。

（2）继发性高血压。继发于其他疾病，最常见的是由肾脏及肾上腺疾病所致，比如内分泌性高血压。

对此，本书提供部分的治疗建议有：

西医多采用降压药物治疗。可根据不同患者的病理生理特点、病程进展和并发症采用不同的药物和剂量，可联合用药，也可分级治疗。对一般高血压，先用不良反应少的药物，如未取得满意疗效，可逐步加用一种或多种作用机制不同的药物。当然，最重要的是，继发性高血压还要治疗原发病。

中医可采用的方法非常多，本文列举以下 3 种。

（1）头部按摩法。中医认为"头为诸阳之会"，人体十二经脉和奇经八脉都汇聚于头部，而且头部有几十个穴位，如百会、神庭、风池等。正确的按摩和日常的一些良好习惯对高血压患者可以起到很好的保健作用。可将右手微屈，以虚掌轻轻叩打百会穴（简易取穴：两耳尖连线在头顶交会处的中点），也可从百会扣至神庭穴处，每次 3～5 分钟（叩打 100 次左右）每天早、晚各一次。可用双手食、中二指轻轻按揉双侧风池穴，每次 3 分钟，每天早、晚各一次。

（2）足部按摩法。中医经络学指出，脚心是肾经涌泉穴的部位，经常用手掌摩擦脚心，可健肾、理气、益智、交通心肾，使水火相济、心肾相交，能防治失眠、多梦等，对高血压病也有很好的疗效。太冲穴是肝经的穴位，可疏肝理气，辅助降压。可在每天晚上睡觉前，按摩上述二穴，各 5～10 分钟。

（3）养生茶保健法。① 杜仲降压茶：杜仲具有良好的降血压、降血脂、抵消药物副作用、提高机体免疫力、防止肌肉骨骼老化等作用。② 罗布麻茶：罗布麻茶的降压原理是通过罗布麻中的天然有效成分来提高心脏和血管的功能，降低血脂，提高血管的抗氧化能力，从而达到降血压的目的。③ 菊花茶：每次用 3 克左右菊花泡茶饮用，每日 3 次；也可用菊花加金银花、甘草同煎代茶饮用，有平肝明目、清热解毒之特效，对高血压、动脉硬化患者有显著疗效。④ 山楂茶：山楂所含的成分可以助消化、扩张血管、降低血糖及血压，经常饮用山楂茶对于治疗高血压具有明显的辅助疗效。⑤ 龙茶散：绿茶 50 克，龙胆草 30 克，共研细末，温水冲服，每次 3 克，每日 2 次，能清热泻火、平肝降压，适用于肝火鼎盛所致的高血压、口苦等症。⑥ 决明茶：每次 10 克，泡水代茶饮，能清头目、通大便，可治疗高血压引起的头痛、目昏等症状。

当然，在血压高时更应该求助于中医医生，及时采用中医疗法进行治疗，如每周进行 2～3 次的针灸等。

〉 参考文献 〈

［1］张嘉楠. 脑中风"年轻化"敲警钟［J］. 人人健康,2021(11)：34－35.

［2］张文博,黄星荷,李静. 高血压的流行趋势和治疗进展［J］. 心血管病学进
展,2019,40(3)：331－337.

［3］田杰,孙慧超. 儿童高血压的临床表现及判断标准［J］. 中华实用儿科临床
杂志,2015,30(13)：968－971.

6 年纪轻轻,我怎么就腔梗了?

　　朱女士今年 45 岁,在单位担任中层领导,每天都忙忙碌碌,工作压力也挺大的,有时候半夜还在处理手下职工的一些杂事。孩子今年 13 岁,刚上初一,朱女士每天下班回家还要看着孩子完成作业,有时候也是被孩子气得不轻。本来她的血压一直正常或偏低,最近她经常觉得有点头晕,偶尔会出现"大脑一片空白"的情况。正好单位体检,她就做了头颅计算机断层扫描(CT),拿到体检报告时她被吓坏了,CT 结果显示:双侧额叶白质小斑片状腔梗灶。在朱女士的印象中,腔梗就是脑梗。难道说她年纪轻轻就脑梗了?很快就要瘫在床上不能动了吗?她整个人都不好了,直到她去医院挂了专家号,专家告诉她别太担心,现在很多工作繁忙、压力大的中年人都会出现腔梗的情况,只要改变不良的生活习惯和方式,腔梗也不会变得更严重。

　　腔梗又名脑腔梗,是发生在大脑深部的缺血性微梗死,受累的脑动脉一般直径为 3～4 mm。脑腔梗在临床上较为常见,就是通常所说的腔隙性脑梗死,属于脑梗死(包括脑血栓、脑栓塞、腔隙性脑梗死、多发性脑梗死、短暂性脑缺血发作)的一种特殊类型,多发生在基底节区,也属于中风的一种(见图 1)。腔梗是在高血压、动脉硬化的基础上,脑深部的微小动脉发生闭塞,引起脑组织缺血性

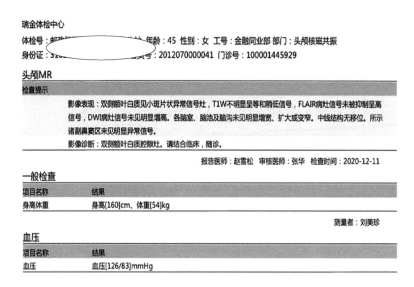

瑞金体检中心

体检号： ~~邮政~~   年龄：45 性别：女 工号：金融同业部 部门：头颅核磁共振

身份证：~~310~~   号：2012070000041 门诊号：100001445929

头颅MR

检查提示
影像表现：双侧额叶白质见小斑片状异常信号灶，T1W不明显呈等和稍低信号，FLAIR病灶信号未被抑制呈高信号，DWI病灶信号未见明显增高。各脑室、脑池及脑沟未见明显增宽、扩大或变窄。中线结构无移位。所示诸副鼻窦区未见明显异常信号。
影像诊断：双侧额叶白质腔隙灶。请结合临床，随诊。

报告医师：赵雪松   审核医师：张华   检查时间：2020-12-11

一般检查

项目名称	结果
身高体重	身高[160]cm、体重[54]kg

测量者：刘美珍

血压

项目名称	结果
血压	血压[126/83]mmHg

图 1　头颅 MRI 及血压检查

软化病变。临床上患者多无明显症状，约有四分之三的患者无病灶性神经损害症状，或仅有轻微注意力不集中、记忆力下降、轻度头痛头昏、眩晕、反应迟钝等症状。部分多发性脑腔梗可影响脑功能，导致智力进行性衰退，进而导致脑血管性痴呆。俗称的"小脑梗"即为腔梗，是临床常见的一种脑梗死亚型。据统计，腔梗约占脑卒中的 25%。如果出现肢体无力、麻木、语言含糊、走路不稳、头晕、视野模糊、记忆力减退、痴呆等症状，应及早进行头颅核磁共振检查，明确诊断。

腔梗与短暂性脑缺血发作的区别

多数轻型脑梗死与短暂性脑缺血发作患者发病时存在认知功能障碍，半数患者急性期内认知功能即有所改善。静息性腔梗是急性期轻型脑梗死与短暂性脑缺血发作患者认知功能无改善的独立危险因素。

"四高"都有可能导致腔梗

关于腔梗的病因,大多可认为由于高血压所致的脑内细小动脉硬化,进而引起深部脑组织点状缺血、坏死、液化并由吞噬细胞移走而形成一个小孔隙,即 CT 片上所见的小低密度影。中年以上(一般指 45 岁以上)有高血压病的人群,如果再合并有糖尿病、高血脂、血黏度高等脑血管病的危险因素,出现此类小"腔梗"是很常见的。朱女士血压和血糖都是正常的,但三酰甘油酯、血黏度均高于正常值,所以 40 岁以上人群应该将血压、血糖、血脂、血黏度这些脑血管病的危险因素都控制好,才能真正地避免腔隙性脑梗死的出现。

无症状性腔梗更常见

目前,临床中无症状性脑梗死较常见,作为中风的一种,人们对其十分恐惧,体检后 CT 片上的小"阴影"往往成为蒙在心头的大"阴影",怕自己会瘫痪在床。事实上,"腔梗"的病灶很小,涉及的脑细胞范围也很小。除了无症状性脑梗死并没有任何临床症状外,其他 5 种类型的腔梗出现的症状也都比较轻,常常为单纯的感觉丧失、偏瘫与共济失调(即走路摇晃、手脚不听使唤)或者言语困难等症状。这些症状常常突然发生,约 30％在 36 小时内逐渐加重,但范围并不扩大。如单纯性的偏瘫,可以从轻度的活动不便发展到明显的瘫痪,但发生部位维持在一侧的某部分。而朱女士非常幸运,属于无症状性脑梗死,暂时不会出现任何临床症状。

对此,本书提供的一些康复建议是:

能及早发现脑腔梗是患者不幸中的万幸,因为如果及时发现,无论是用药物干预,还是用中医干预都来得及,只要及时治疗完全可以防止脑腔梗发展成重度脑梗死。

除了用药治疗外,防治脑腔梗还应注意:高血压期药物治疗,定期测血压;糖尿病患者要严格控制饮食,坚持降糖治疗;高血脂患者降脂治疗;定期进行血液流变学检查,以控制血黏度;突发头痛、头昏、眩晕、记忆力减退、反应迟钝、遗忘、视物不清、面部发麻等症状,应提高警惕,尽早到医院做头颅CT,以便早发现、早治疗。

中医在控制"四高"、预防治疗腔梗方面安全有效。天麻、钩藤、罗布麻、绞股蓝等中药都有利于控制血压;葛根、黄连、熟地、泽泻等中药都有利于控制血糖;红景天、三七、赤芍、红花、当归等中药都有利于控制血脂和血黏度。此外,还可以进行针灸、刮痧、推拿、拔罐、耳穴贴压等治疗方法,每周2～3次,均有利于控制"四高"。

穴位按摩也是可以采用的自我保健方法。可拇指或食、中二指轻轻按摩百会、四神聪、神庭、风池、足三里、血海、太冲等穴位,每天早晚各1次,每次3～5分钟,以穴位局部酸胀为宜。同时,可以手掌微屈虚掌,轻轻叩打头顶百会穴,每次5～10分钟,头脑舒适为宜。

＞ 参考文献 ＜

[1] 戈盾,张凌凌. 中医中药治疗"小脑梗"[N]. 上海中医药报,2020－10－23(003).

[2] 张怀祥,倪健强,高晗清,等. 轻型脑梗死及短暂性脑缺血发作患者急性期认知功能的变化及影响因素分析[J]. 中国现代医学杂志,2021,31(9):30－35.

提升脑血管储备，预防脑血管意外

脑血管储备是在生理或病理刺激作用下，脑血管通过小动脉和毛细血管的代偿性扩张或收缩实现脑血流自动调节，从而维持脑血流量正常和稳定的能力。脑血管储备功能在脑血管病的发生和发展过程中起着非常重要的作用，帮助提升脑血管储备、减少脑血管意外的发生。

脑血管疾病是目前影响人类健康的几大杀手之一，具有发病率高、病死率高、致残率高三大特点。脑血管意外所导致的各种功能障碍严重影响了我们的日常生活，并给家庭和社会带来沉重负担。如何预防脑血管疾病？我们提出了一个概念：脑血管储备。

脑血管储备主要包括结构储备与功能储备。结构储备主要是指大脑侧支循环建立的水平，功能储备主要是指患者血管的脑血流自动调节功能。脑血管储备是否充足是影响脑血管疾病发生和发展的重要因素。

什么是大脑侧支循环？大脑侧支循环为大脑主干血管近侧分支和远侧分支之间所形成的血管网。这些血管网平常处于静止状态，不发挥作用；但当主干血管发生阻塞时，就活跃起来承担部分血流循环任务，以补充主干血循环的不足，甚至完全代替。当急性脑梗死发作时，充分的侧支循环网络可以为梗死主干血管区域供血，减轻脑组织损伤，保留脑功能；当脑供血不足时，侧支循环网络可以提升脑供血状态，改善脑供血不足及腔隙性脑梗死。

什么是血管的脑血流自动调节功能？脑血流自动调节功能是血压在一定范围内变动时脑血流量维持稳定的过程和功能。正常人脑的血流量占全身的 $15\%\sim20\%$，消耗 25% 的氧，而脑组织自身无能量储备，需要稳定且持续的脑血流供应以维持结构和功能。稳定、充足的脑血流量对脑功能的正常发挥和维持脑的高代谢水平是极其重要的。当我们脑供血不足、血压降低或者情绪激动、血压升高时，都需要脑血流自动调节，维持脑血流量的稳定性，预防如脑梗死或脑出血等脑血管意外的发生。

如何评价脑血管储备情况？我们可以通过影像学方法，比如，通过计算机断层扫描术（CT）、磁共振成像（MRI）血管造影等对脑血管形态、结构、侧支循环情况进行精准的描述，经颅多普勒超声能评价脑血流的自动调节功能。

如何提高脑血管储备，预防或减少脑血管意外？我们要保护好脑血管的正常生理结构，预防或延缓脑血管病变的发生。首先，健康饮食，营养均衡十分重要。我们平日里需要多食蔬菜水果，吃高质量的蛋白质，如牛肉、虾、鱼等，最重要的是控制胆固醇和盐的摄入。如果摄入过多胆固醇，肝脏无法充分进行胆固醇逆转运，将导致血液中胆固醇成分异常升高，日久导致动脉斑块形成，堵塞动脉血管；食用过多盐分则会影响我们的血压，有研究表明，日均摄盐量每增加 1 g，平均血压上升 2 mmHg，低压上升

1.7 mmHg。高血压日久导致动脉血管形态改变,加速动脉硬化。总之,高盐、高脂肪的摄入会严重影响我们的血管形态,加速动脉硬化,不利于侧支循环的形成和血管顺应性、脑血流的自动调节。世界卫生组织建议:应该用含多元不饱和脂肪的食物(如鱼类、菜籽油和橄榄油)来代替含饱和脂肪和反式脂肪的食物。此外,脂肪摄入总量不应超过能量摄入总量的 30%;每人每天摄盐量应小于 6 g,这不仅指食盐,还包括其他食物及调味品中盐的含量。

除了健康饮食外,规律的运动也必不可少。运动有很多益处,科学研究表明,有氧运动可防止动脉硬化,并逆转随着年龄增长或病理变化而诱发的动脉硬化,也可以保护血管内皮功能。研究发现,有氧运动的增加,可以使大脑中动脉血流速度增加 10%～25%。综上所述,运动可预防动脉硬化,增强血管顺应性,提高脑血流速度,促进大脑侧支循环形成。《中国脑血管病一级预防指南2019》指出,个体应选择适合自己的身体活动来降低脑血管病风险。建议老年人、脑卒中高危人群应在最大运动负荷检测后,制定个体化运动处方进行锻炼。健康成人每周应至少有 3～4 次有氧运动,每次有氧运动至少持续 40 分钟中等或以上强度。

管住嘴、迈开腿,让我们一起通过健康的饮食和规律的运动,提升脑血管储备,拥有健康的大脑!

> 参考文献 <

[1] Krishnamurthy V, Sprick J D, Krishnamurthy L, et al. The utility of cerebrovascular reactivity MRI in brain rehabilitation: a mechanistic perspective

［J］. Frontiers in Physiology，2021，12：1 - 14.

［2］中华医学会神经病学分会，中华医学会神经病学分会脑血管病学组. 中国脑血管病一级预防指南 2019［J］. 中华神经科杂志，2019，52（9）：684 - 709.

脑性瘫痪(简称脑瘫)是儿童时期最常见的运动障碍性疾病,是发育中的胎儿或婴儿脑部非进行性损伤所引起的持续存在的运动和姿势发育障碍症候群,可导致儿童活动受限,通常伴有感知觉、认知、沟通和行为障碍、癫痫以及一些继发性的骨骼肌肉问题。目前,脑瘫的干预方法以神经发育疗法为主,以促进功能恢复和脑重塑,改善患儿的运动功能和认知能力。

《温柔的"巨人"》是笔者曾经现场观摩过的一部专为患有脑瘫、唐氏综合征等疾病的儿童创作的沉浸式话剧。故事非常简单,主要讲述了一个与村庄中的大家都不一样的"巨人",在与村民们一起经历许多故事后,被大家发现,"巨人"是一个很温柔的人,与大家其实并没有什么不同,只是略显高大而已。在这场沉浸式话剧中,脑瘫儿童们在工作人员创造的环境中,被允许按照他们的方式参与其中、快乐游玩,做他们自己想做的事情。通过这场话剧,我们发现其实脑瘫儿童也是这样一个"温柔的小巨人",与其他小朋友的不同之处让每一个脑瘫宝宝都成为独一无二的个体。

相信很多读者在看到或听到"脑瘫""小儿脑瘫"这些词汇的时候,会不由自主地将脑瘫与智力低下画上等号,这是因为大部分人对脑瘫的概念仍一知半解，形成了刻板印象。

大部分脑瘫患儿的家长对于孩子的病常常束手无策，觉得无论是自己还是孩子的未来都一片黯淡。脑瘫的康复治疗是他们面对孩子的疾病时可以不断追寻的一束光。在越来越多、越来越先进的康复治疗策略与方法中，我们还是推荐以综合、全面的康复治疗为主。脑瘫的康复推行"早发现、早干预、早治疗"，而在早期干预方法中以神经发育疗法为主，通过神经发育疗法抑制异常肌张力和原始反射，促进正常运动发展，改善患儿的运动功能和认知能力。

近年来，国外面对这一类的疾病开始推行 ABM 神经运动疗法（anat baniel method neuromovement），这是一种新的基于神经发育疗法理念的新方法，如今已被引入国内，开始受到推广。在 ABM 神经运动疗法的开创者的理念中，孩子出现细微进步的时候，家长可以不表现得非常喜悦和惊讶。通常，当家长发现孩子第一次完成某一件事情的时候，会表现得非常激动，甚至惊呼，同时要求孩子再做一次。一般在这种情况下，家长会发现孩子不但不会按照要求再做一次，还可能处于发懵的状态。ABM 疗法的理论提出，这可能是因为在孩子完成某一件事情时，其大脑可能正在塑造关于这件事情的记忆，产生一些新的大脑联结，而家长的惊呼或要求，则可能打断正在进行的大脑联结。因此，在这一种治疗方法中，开创者提倡顺其自然，让孩子在自我进步时产生大脑联结，稳固事物发展的记忆。

这一理念和前文中提到的儿童沉浸式话剧的理念不谋而合。在沉浸式话剧的环境中，脑瘫儿童们做自己愿意做的事情，尝试着接受情景设定，对周围环境进行感觉统合输入和社会交流。他们可以将工作人员提供的塑料袋撕掉，也可以将场景里的蔬果抛动，可以尖叫，可以沉默，也可以做真实的自己，通过大脑感受环境和其他个体的行为，而不是被家长或者老师限制。这场话剧是一场任由脑瘫儿童们的大脑自由畅想、运转，而后做出自我判断，进行自然成长的游戏。

"小朋友做自己就可以了，愿意参加最好，观察也可以。"这是每一次剧目开演以前，剧团的艺术总监反复强调的话。正如他所建议的，家长和老师其实并不需要推着孩子做什么，在这些"小巨人"们参与话剧或任何类似的活动时，无论他们做出什么行为，家长和老师们都可以等一等，等孩子们自我感受、产生自我认知后，家长和老师们再和孩子们进行交流和指导。让我们通过这样的方式，一起慢慢地等待这些"小巨人"成长，成长为独一无二的自己，成长为一个"温柔的巨人"。

> 参考文献 <

[1] 张尚，李晓捷，郭爽，等. 神经发育学疗法应用于脑性瘫痪的循证医学研究进展[J]. 中国康复医学杂志，2019，34(7)：865 - 869.
[2] 张树新，余波. 帮孩子超越极限：ABM 神经运动疗法[M]. 北京：电子工业出版社，2021.

"手抖"不由己

原发性震颤是一种常见的运动障碍性疾病,病因不明,临床上表现为单侧肢体震颤,亦可双侧肢体震颤,还可累及头部、下肢、口面部及咽喉肌等。目前的治疗包括药物治疗和手术治疗。根据疾病的严重程度,采取不同的康复治疗,有助于延缓疾病进展。

在全国各地的高校食堂里,似乎都存在一个很有趣的现象——食堂阿姨"打菜手抖"。大多数时候可能因为阿姨比较"抠门",抖抖手,少盛一些饭菜。但也有一种可能,有的阿姨"手抖"是不由自主,这可能是患上了一种常见的运动障碍性疾病——特发性震颤(essential tremor,ET)。

特发性震颤是一种运动障碍性疾病,临床上以双上肢的动作性震颤为特点,可伴有下肢、头部、口面或声音震颤。30%～70%的患者有家族疾病史。目前认为,特发性震颤病情进展缓慢,可能与家族遗传有关,皮质-脑桥-小脑-丘脑-皮质环路的节律性振荡是特发性震颤的主要病理生理学机制,但病因及发病机制尚不明确。

特发性震颤可表现为单侧肢体震颤,亦可双侧肢体震颤,还可累及头部、下肢、口面部及咽喉肌等。日常生活中,在进行书写、倒水、进食等活动时,震颤明显;在情绪紧张或激动时加重,部分患者饮酒后震颤可减轻。此外,还会出现感觉障碍、精神障碍、睡眠障碍等非运动症状。

目前特发性震颤的治疗分为药物治疗和手术治疗。国内一线药物有普萘洛尔、阿罗洛尔、扑米酮;二线药物有加巴喷丁、托吡酯、阿普唑仑、阿替洛尔、索他洛尔、氯硝西泮;三线药物有纳多洛尔、尼莫地平、A型肉毒素。药物治疗的目标在于改善震颤症状,每种药物均需在医生的正确指导、全面评估患者状况、排除药物的严重不良反应条件下合理使用。A型肉毒素肌肉注射是难治性特发性震颤的对症治疗措施,通常1次注射疗效持续3~6个月,研究表明,A型肉毒素治疗能够显著改善患者的生活质量,提高日常生活能力。

有大约三分之一的患者药物治疗效果不佳,此类患者可采取手术治疗,包括脑深部电刺激(deep brain stimulation,DBS)和磁共振成像引导下的聚焦超声丘脑切开术。目前DBS已成为药物难治性特发性震颤的首选治疗方法。手术采取先局部麻醉后全身麻醉的方式,局部麻醉下植入颅内电极,通过测试确定刺激效果良好后,在全身麻醉状态下植入脉冲发生器和电池。颅内电极植入靶点包括丘脑腹侧中间核(ventral intermediate nucleus,VIM)和丘脑后下区(posterior subthalamic area,PSA),两者的疗效及不良反应相当。研究表明,单侧及双侧DBS均可显著改善重度特发性震颤患者的肢体震颤症状,提高患者生活质量,并减轻抑郁症状。而丘脑切开术是一种新型的微创消融治疗方法,其侵入性较DBS手术更小,通过毁损与震颤相关的特定靶点VIM,患者的震颤症状、肢体功能和生活质量均可得到明显改善。研究表明,此类手术可使患者震颤症状改善 60%以上,疗效能够稳定持续至少 2 年,但会引发包括共济失调,感觉异常等不良反应。

在药物治疗的基础上辅以康复治疗,可以延缓疾病的进展。对于轻度患者,以积极主动的自我管理和健康的生活方式为主;而对于中重度患者,以提高活动能力和预防跌倒为主,预防各类并发症的发生为主。抗阻力训练是最常见的运动疗法,主要包括俯卧撑及哑铃、杠铃训练等项目。

10 奖赏的价值——康复需要强大的内心

与正常人相比,卒中后患者的大脑左侧背外侧前额叶区与纹状体功能连接异常,且纹状体功能低下可能导致运动技能受损,需要更强的刺激使中风后的奖赏过程正常化,从而使患者有较强的动机面对康复训练。其中奖赏的价值格外重要,让我们一起探究奖赏在神经康复中的重要性吧!

为什么当我们加薪后会更加认真对待工作?为什么当我们得到老师肯定后会更努力学习?为什么在健身房中锻炼的人即使很累也会坚持?为什么打游戏打到眼睛酸疼还想继续打下去?很多人会说,这是因为得到奖励了。但是为什么已经尝到甜头的我们会更加努力而不是选择"葛优瘫"呢?其实这是我们的大脑在经过缜密的计算之后发出的指令在起作用。

科学家在研究大脑时,发现伏隔核和腹侧被盖区是大脑内处理奖赏信息的两大核心结构。以老板加薪让员工干起活来更卖力作为例子来解释:加薪作为一种奖赏性刺激,引起腹侧被盖区神经元释放快乐的信号——多巴胺。而伏隔核接收到这些信号后,作为奖赏作用的编码整合中枢,则会根据老板所加的薪资多少来决定自己会付出多大的努力。加的薪资如果超出了员工的预期,那么员工就会加倍努力地干活,并且为了得到更多的薪资,员工还会保持这样的工作态度。这一个过程就是提升员工工作动机的过程,老板也利用了这点强化了员工要努力工作的想法。又例如给学生奖赏,像老师的表扬,或是一年一度的奖学金发放不仅能增强学生们对学习的动力,而且会让学生对新知识学得更快,记忆得也更加持久。

综上所述,奖赏不仅可以提高行为动机,强化特定行为,还可以促进运动学习。只要我们细心观察,生活中处处都运用到了奖赏的机制。文章开头的几个问题现在也可以得到回答:健身房中锻炼的人看着自己的肌肉线条越来越好看,对于他们来说是一种奖赏,即使锻炼的过程很痛苦,但得到的回报是加倍的,这就激励了他们更加努力地运动;虚拟游戏中的奖赏都是超出预期的,所以玩家会为了获得更大的刺激深陷其中,游戏开发商正是利用了奖赏的机制来吸引客户不断投入自己的时间和金钱。

奖赏的机制也被医生运用在了临床治疗中。脑卒中作为一种高发疾病,超过一半的患者会遗留不同程度的功能障碍。此时,大量的重复训练固然重要,但是更需要患者拥有强烈的康复动机。有研究提出,脑卒中后患者与健康人相比,负责处理奖赏信号的大脑核团功能低下,甚至伴随脑卒中后抑郁,所以患者会比正常人看起来更"懒"。此时,奖赏性刺激十分重要:① 奖赏性训练通过给予患者鼓励或者积极反馈缓解脑卒中后患者的消极怠惰情绪,激励积极情绪产生;② 奖赏性训练使训练目标变得更清晰、具体、可视化,并在奖励的引导下,患者能够更专注于目标,提升完成目标的速度;③ 奖赏性训练即时给予患者的肯定,让患者可以看到自己每一个小小的进步,增强自信心,逐渐建立不被疾病打败的强大内心;④ 奖赏性训练以任务训练目标为导向,以患者为中心,从医院回归家庭后的患者能够将任务导向训练的运动功能直接运用在生活中,提升生活质量。

奖赏性治疗实际已经在临床康复中广泛应用,例如音乐疗法可以使患者愉悦放松,从而提升康复动机;机器人辅助康复训练中的游戏奖励减少患者重复训练带来的疲乏,对于动作的评估有精确而又即时的反馈促使患者精准康复;代币疗法通过对患者好的表现给予代币,提升患者康复效率;医生和家人的鼓励也作为一种奖励提升患者的自信心。

奖赏性治疗能够让患者在单调且高度重复的训练中找到乐趣,从而调节消极情绪、提升康复动机、促进治疗目标的实现。当患者坚持了漫长的康复训练过程后,能够逐渐看见自己的运动功能有所提高,这对于脑卒中后患者来说是一种奖赏。这种奖赏可以促使自发的康复动机应运而生,从而让患者能够积极主动地进行康复训练,实现奖赏性训练的最终目的。

虽然在临床研究中已证明奖赏能够加快脑卒中后患者运动功能障碍的恢复,但是背后的作用机制尚不清楚,科学家们正在尝试揭开谜团,相信奖赏性治疗可以与神经调控、虚拟现实技术相结合,成为全过程康复中重要的一环,变成患者们训练过后"最甜的一颗糖"!

······························ ➤ **参考文献** ◄ ····························

[1] Widmer M, Lutz K, Luft A R. Reduced striatal activation in response to rewarding motor performance feedback after stroke [J]. Neuroimage

Clinical，2019，24：102036.

[2] Widmer M，Ziegler N，Held J，et al. Rewarding feedback promotes motor skill consolidation via striatal activity［J］. Progress in Brain Research，2016，229：303 - 323.

康复科的"X战警"——经颅磁刺激治疗仪

尽管外形平淡无奇,但它的磁场却能够轻松穿透颅骨,精确地作用在大脑的特定区域,拥有着"隔山打牛"的超能力!

"X战警"系列电影里经常出现的万磁王是一位能用磁力操控金属的超能力者,而在医院的康复科也有这样一台运用磁力的"超能力战士",它就是经颅磁刺激治疗仪。

经颅磁刺激治疗仪(transcranial magnetic stimulation,TMS)是利用磁场来治疗或调控大脑的医疗设备。尽管外形平平无奇,但它的磁场却能够轻松穿透颅骨,精确地作用在大脑的特定区域,拥有着"隔山打牛"的超能力!经颅磁刺激治疗仪在治疗过程中不会产生额外的创伤,也不会造成患者疼痛,是一种安全无创的治疗方式。

经颅磁刺激治疗仪治疗疾病的原理是电磁转换。说到这个,就不得不提著名的法拉第电磁感应原理——电可以产生磁场,磁场也可以产生电。在经颅磁刺激的过程中,电流通过刺激线圈产生磁场,磁场透过颅骨到达大脑皮层,在皮层内产生可传导的逆向电流来刺激大脑的神经细胞,改变脑内代谢和神经细胞活动。

在这些治疗用的线圈中,最常见的是圆形线圈。圆形线圈尺寸越大,其作用面积就越大,产生的磁场强度更高,对神经细胞的刺激也会更强。另一种"8"字型线圈是由两个电流方向相反的圆形线圈组成,由于其结构的特性,具备了更强的聚焦能力,可以更加精准地定位某个特定刺激区域。

在上述刺激之下,人体会发生哪些变化呢? 我们通常认为频率＞1 Hz 的刺激属于高频率刺激,频率≤1 Hz 则属于低频率刺激。重复高频率刺激会促进神经细胞异常兴奋,而低频率的刺激则会抑制神经细胞的兴奋。

临床上,根据疾病的不同,采取不同的刺激频率。例如,抑郁症、脊髓损伤、帕金森病等疾病的患者,需要高频刺激来激活神经细胞的兴奋性。对于癫痫患者,低频刺激则可降低大脑运动皮质的过度兴奋,抑制癫痫的发作。

脑卒中的康复治疗更为复杂,既可以将高频刺激作用于患侧大脑半球,直接提高该侧半球兴奋性(督促损伤半球多"运动"),也可以使用低频刺激作用于健侧半球,通过抑制该侧半球兴奋性(防止健侧半球"抢着帮忙"),间接提高患侧半球兴奋性,从而促进肢体功能的恢复。

临床医生通过调节大脑神经细胞兴奋与抑制功能之间的平衡,达到治疗不同疾病的目的。

2020 年出版的《国际经颅磁刺激治疗指南》指出,使用该技术治疗抑郁症、神经性疼痛、亚急性期脑卒中等已经获得了确切的疗效证明;而对于帕金森病、多发性硬化、脊髓损伤等疾病的治疗,也有多项研究表明经颅磁刺激具有可信的疗效,经颅磁刺激甚至具有治疗物质成瘾(如烟瘾、酒瘾等)的可能性。

早期的经颅磁刺激治疗只进行单一大脑位置的刺激,我们称之为"单靶区刺激"。后来，研究者尝试针对个体功能需求，同时对大脑多个相关区域进行刺激，选择相应功能环路中的感觉传入（外周神经或神经根）、平衡调节（小脑）、运动学习（前额叶）等相关靶区，结合运动执行脑区，形成双靶区或多靶区的同步或非同步刺激，以激活整体环路，促进目标功能的重建。

这种以"感觉＋运动""中枢＋外周"的多靶区刺激模式，可以更有效地激活神经环路，达到"1＋1＞2"的协同增强效果。我们将这种模式称为经颅磁刺激治疗仪的 2.0 版。

随着技术的进步，脑电检测、功能性红外磁共振、脑功能成像、颅脑导航定位等检测技术都可以与经颅磁刺激治疗仪相结合。研究者通过具有兼容性的多模态组合，可以实时监控患者的脑部变化，从而确定什么时候应该实施刺激，采用多大的刺激剂量，选择何种刺激模式才是最佳的治疗处方。如此一来，经颅磁刺激的治疗将会更加精准有效，康复效率也会有更大提高。

展望未来，在经颅磁刺激治疗仪 2.0 版本的基础上，大数据分析、AI 智能技术和机器人辅助运动训练等技术，给经颅磁刺激治疗技术增添了更多的使用场景。目前，已有可以跟随患者移动而改变刺激角度的自适应性机器人来搭配经颅磁刺激治疗。患者可以从"躺着治疗"转变为"活动中治疗"，为康复治疗模式增加了更多可能。相信在不远的将来，神经康复的调控磁技术必将迈向更加智能化的 3.0 时代。

12 "脑筋脊转弯"——从脑看脊柱侧弯

　　"少年强则国强",作为祖国的下一代,青少年的健康一直是我们关注的焦点。近年来,青少年特发性脊柱侧弯已经成为继肥胖症、近视之后,威胁我国青少年健康的第三大"杀手"。特发性脊柱侧弯不但会让青少年因为外形而引发自卑等心理健康问题,严重者还会影响脊柱神经功能、内脏功能等。临床上,对于造成特发性脊柱侧弯的原因尚无定论,今天就让我们"脑筋脊转弯"一下,从脑的角度出发探讨脊柱侧弯。

　　青少年作为特发性脊柱侧弯的主力军,青少年型特发性脊柱侧弯(adolescent idiopathic scoliosis,AIS)占了脊柱侧弯人群的80%,1%～3%的青少年有不同程度的脊柱侧弯,尤其是 10～16 岁的女性易感。

　　脊柱侧弯是什么概念? 形象地说,如果我们将脊柱比作一条绳子,那么脊柱侧弯就是把这根绳子随意地扭曲,扭成了"S 型"或者"C 型"。AIS 是指发生在 10 岁以后无明确病因的脊柱畸形,而这种三维的结构变形毫无疑问对我们的身体百害而无一利。

　　首先,歪曲的脊柱会影响青少年的体态,让青少年在发育冲刺阶段不长个儿,导致身材矮小。长此以往,随着病情发展,越来越不美的外观会让青少年在成长过程中受到来自他人的嘲笑，从而自信心受挫，越来越自卑，心理健康慢慢受到影响。侧弯程度严重的人，甚至会影响部分脊柱的功能。比如，脊柱神经对内脏具有调节功能，如果胸腰段侧弯角度过大会挤压到我们的肺部，进一步发展会影响到心肺功能。而以上的种种问题都会降低生活质量。

那到底是什么原因导致了脊柱侧弯成为18岁以下青少年骨科发病率第一的疾病？常见的可能有基因遗传因素、生物化学因素、生物力学因素、肌肉骨骼系统发育异常以及生长发育的影响，但其实大脑中的神经系统功能异常也可能诱发脊柱侧弯。

大脑作为人体最重要的中央处理器，我们每天看、听、摸、闻等行为，其实是在通过不同的感觉系统给它输入来自外界各式各样的信息。我们通过大脑进一步整合处理过的信息认识世界、联系世界并与世界产生互动。若大脑从外界接收到的多种感觉信息输入存在不一致的情况，则会直接导致大脑对我们机体相对空间的定位存在误差，从而出现脑功能失调、脊柱代偿形成的侧弯形态。而正常脊柱形态离不开我们的大脑对于内外环境的精准空间定位。

此外，脊柱侧弯其实属于"姿势控制不良"的范畴，而我们身体的姿势控制是需要多种感觉信息的输入，比如前庭觉、本体感觉等。我们的肢体运动需要依靠本体感觉来定位，而头部运动的方向、速度以及相对于地心引力的方位感知，则依赖于前庭觉的精准感知。

本体感觉能让我们无论处于何种环境，都能知道自己身体各个部分、各个关节处在什么位置，它是我们控制运动和姿势的重要信息输入。本体感觉作为传感器，可以激活肌肉，确保骨骼的对称,还可以通过调节肌肉张力和活动,控制施加在骨骼、关节、肌腱和韧带上的负荷。如果我们本体感觉传入中枢的信号出现异常,在脊柱上就会表现出侧弯形态的凹凸不对称。前庭系统会参与躯干肌肉的激活及连续的姿势调整,当前庭系统功能输出不对称的时候,大脑对于人体的空间定位就会发生错误,可能引起脊柱两旁肌肉的不平衡,使脊椎软骨和骨骼结构发育异常并最终导致脊柱侧弯。

虽然青少年脊柱侧弯的病因复杂且尚无明确定论,但无法阻挠医学工作者对其机制探究的步伐,相信在不久的将来它定能被我们攻克,为青少年的健康保驾护航!

〉 参考文献 〈

[1] 杨依林,赵检,邵杰等. 前庭反射异常与青少年特发性脊柱侧弯关系的研究进展[J]. 海南医学院学报,2017,23(01):142-144.

[2] 崔明星. 青少年特发性脊柱侧弯病因学研究现状[J]. 广西医科大学学报,2013,30(2):326-328.

[3] Blecher R, Heinemann-Yerushalmi L, Assaraf E, et al. New functions for the proprioceptive system in skeletal biology [J]. Philosophical Transactions of the Royal Society of London. Series B Biological Sciences, 2018,373(1759):20170327.

13 书写痉挛：我真不是装的！

书写痉挛是一种发病率较低的疾病，是指写字时手部肌肉痉挛而不能继续完成写字这个特定动作的运动障碍，而不影响其他的精细动作。

当你的一个朋友平时干啥都没问题，一写字就"手抖"得厉害，写得歪歪扭扭，七横八竖的，你是不是会怀疑他在恶作剧呢？其实，你可能误会他了！

肌张力障碍症状表现为由肌肉的异常收缩（屈肌和伸肌收缩的不协调）导致的肢体扭曲、重复运动或姿势异常。书写痉挛属于典型的执行特殊任务时的局灶性肌张力障碍，其他局灶性肌张力障碍也常见于打字员、音乐家、裁缝等。由于表现为执行与其职业相关的重复动作时的肌张力障碍，既往认为其是精神心理因素所造成的，而现在越来越多的研究证据证明此类疾病是基底核核团或大脑皮层功能紊乱所造成的。手部对于精细动作的操作能力是人类特有的能力，且受控于高度发达的运动皮层神经元网络。获得特定的运动任务技能，涉及一系列的练习、试错、调整和改进，最终形成特定的神经网络指导特定肌肉群的重复运动。当这个网络出现问题时，就会出现执行该特定任务时的运动和姿势异常，即局灶性肌张力障碍。

书写痉挛的发病原因尚不清楚,应在诊断时完善头颅磁共振等检查排除器质性原因,仔细询问病史以排除其他继发性原因。对于书写痉挛的治疗包括非手术治疗、手术治疗和药物治疗。非手术治疗包括口服药物、肌内肉毒素注射、经颅磁刺激等。手术治疗包括脑深部电刺激和脑深部核团毁损术。药物治疗包括抗胆碱能药物、巴氯芬、苯二氮卓类药物、左旋多巴、丁苯那嗪等,可根据效果联合用药。不同患者对药物治疗的反应不同,可能伴随一些记忆力减退、嗜睡、胃肠道症状、帕金森样症状等不良反应。

肉毒毒素是肉毒杆菌提纯后的产物,它通过使局部肌肉麻痹,达到治疗肌张力障碍的目的。肉毒毒素直接作用于肌肉,通过抑制外周肌肉的过度活跃达到减轻肌肉的不自主收缩,不会造成中枢神经系统的紊乱。肉毒毒素注射后,一般1周后开始起效,2~4周后效果达到峰值,可维持3~6个月。适当的肉毒毒素注射治疗,对于患者来说比较容易建立耐受,不良反应的发生率较低,影响较小,不良反应主要包括疼痛、注射部位瘀青、无力和流感样反应等。

经颅磁刺激是一种利用实时变化的电流产生的脉冲磁场作用于大脑皮层,使之产生感应电流,影响脑内代谢和神经电活动,从而引起生理生化反应的技术。重复经颅磁刺激带来的连续有规律的刺激能够影响局部与功能相关的远隔部位的大脑功能,实现皮层功能区域性重建,并使疗效能够持续一段时间。

手术治疗是采用脑深部核团电刺激或毁损的方式,改变异常的神经网络兴奋性或切断传导。从中枢神经系统水平来说,感觉皮层、运动皮层、基底节神经核团都参与了特殊任务的神经网络建立,而脑深部核团电刺激或毁损即为在基底节的神经核团调节或传导切断。早在 1982 年就有人报道,采用丘脑腹侧中间核作为手术靶点治疗书写痉挛,后来也有人把丘脑腹嘴核作为手术的靶点。电生理监测能够记录两核团不同细胞的放电信号。北京功能神经外科研究所采用微电极引导下左侧丘脑腹侧中间核毁损治疗书写痉挛,能够明显缓解痉挛,提升写字的流利程度和速度,虽然个别患者出现手指间麻木、言语不流利等,但都在 3 个月后恢复,且无永久性并发症发生。

参考文献

[1] Albanese A, Asmus F, Bhatia K P, et al. EFNS guidelines on diagnosis and treatment of primary dystonias[J]. European Journal of Neurology, 2011, 18: 5 - 18.

[2] Goldman J G. Writer's cramp[J]. Toxicon, 2015, 107: 98 - 104.

[3] Nakamura Y. Botulinum toxin for treatment of the focal dystonia [J]. Rinsho Shinkeigaku, 2017, 57: 367 - 372.

[4] 王玉玲. 重复经颅磁刺激对局灶型肌张力障碍治疗的疗效分析[J]. 实用医院临床杂志,2018,15(1): 133 - 136.

[5] 牛万祥,牛朝诗. 书写痉挛的发病机制及外科治疗研究进展[J]. 中华神经医学杂志,2015,14(8): 861 - 863.

14 微风拂面，却痛不欲生

微风拂面，本是外出游玩最舒适的时刻，但对于部分人来说，微风带给他们的却是痛苦的感受，这是为什么呢？

原来，这是因为他们患有称为"天下第一痛"的三叉神经痛。三叉神经痛是头面部疼痛的最常见疾病，主要表现为一侧面部突发突止的发作性疼痛，可由吃饭、刷牙、说话等日常活动诱发。因此，"微风拂面"引起剧烈疼痛也非虚言，轻微的头面部刺激即可引起强烈的疼痛，这些被触碰的部位会出现刀割样、灼烧样、针刺样、闪电样的疼痛，疼痛程度因病情而异，严重的患者甚至痛不欲生。该病的发病率随年龄增加，中老年人发病率高，且女性患者较男性多。三叉神经，顾名思义，分为3支，疼痛也正如三叉神经分布那样累及神经分布区域。我们可以在眼角与嘴角各画一条水平线，两线将面部分为三部分，这三部分由上至下可大致看作三叉神经的3支分布。由于疼痛部位局限，且多集中于头面部，每次疼痛持续数秒或数分钟，故而多数患者常与头痛、牙痛混淆，甚至部分患者常常会因此进行拔牙等治疗，疼痛却未见缓解。所以，在出现此类困扰时，一定要及时就医，明确病因。

那引起"天下第一痛"的罪魁祸首是谁呢？三叉神经痛的患

者,90%以上是由于血管压迫造成,多由小脑上动脉压迫三叉神经根部引起。患者可进行磁共振血管影像检查,明确三叉神经根与周围血管是否存在压迫关系。由于年龄、饮食、生活习惯等因素,患者的血管硬化也可出现压迫三叉神经根的情况。

找到了"罪魁祸首",也了解了"天下第一痛"的原因,我们就可以对症下药,遏制疼痛。卡马西平是药物治疗三叉神经痛的首选,其作用是抑制神经放电,直接减少疼痛,起始剂量为 100～200 mg,可根据患者耐受、效果,在医生指导下逐渐加量。对于不能耐受卡马西平的患者,可选用奥卡西平,备选药物还有巴氯芬、卡巴喷丁、拉莫三嗪等。随着病情发展,部分患者对药物反应及耐受变差,一方面疼痛不能得到有效控制,另一方面药物不良反应也会影响患者的日常生活,如头晕、恶心、嗜睡等。对于这类患者完善相关影像学检查,经过临床评估明确病因后从根源上解决问题,可以考虑进行手术减压,通过减轻神经压迫来治疗。

在磁共振检查中,如果发现存在血管压迫的患者,微血管减压术是最主要的治疗方式。这种手术是通过开颅手术,在显微镜下找到三叉神经根及责任血管,使用特定材料将血管和神经根分开,从而解除神经压迫。90%的患者术后疼痛可以明显缓解。由于这种治疗方式是开颅手术,所以手术并发症也是不可忽略的,如脑脊液漏、血肿等。对于抵触手术、无血管压迫神经、患有系统性疾病以及经临床评估不能耐受手术的患者,可以考虑进行三叉神经半月结毁损术、经皮球囊压迫术、伽玛刀放射治疗。此类手术创伤小,效果确切,但术后多数患者会出现三叉神经支配区感觉减退伴麻木感。总的来说,手术治疗有利有弊,需要综合判断后决定是否进行。

三叉神经痛每次发作时间较短,但会因患者自身因素而更加频繁,它会从心理、生理等多方面影响患者的生活。在及时就诊并按照医嘱配合治疗的同时,还需要注意日常生活方式:对面部进行清洁时使用温水,天气寒冷时对面部进行适当保暖,从而减少对面部的刺激;减少刺激性食物的摄入,避免辛辣,戒烟戒酒,食用柔软易咀嚼的食物;调节情绪,注意休息,避免劳累、紧张情绪的影响。总之,三叉神经痛的诊断与治疗需要患者与医生之间进行积极配合,方能最大限度地减少患者的痛苦。

参考文献

[1] 贾建平,陈生弟. 神经病学[M]. 7 版. 北京:人民卫生出版社,2013.
[2] Jones H R. 奈特神经系统疾病彩色图谱[M]. 北京:人民卫生出版社,2009.
[3] 中华医学会神经外科学分会功能神经外科学组,中国医师协会神经外科医师,分会功能神经外科专家委员会,上海交通大学颅神经疾病诊治中心. 三叉神经痛诊疗中国专家共识[J]. 中华外科杂志,2015,53(9):657 - 664.

15 为什么脖子会歪向一侧？

为什么有些人会出现不由自主地将头转向一侧，并且伴有抽动？这种怪异的姿势是在恶作剧吗？不是的，这可能是临床上常见的局灶型肌张力障碍——痉挛性斜颈。

痉挛性斜颈是由于胸锁乳突肌、斜方肌等颈部肌群不自主地收缩导致的异常姿势或者运动，可以表现为头颈部不自主地旋转，向一侧、向前或向后倾斜。这种疾病不仅存在表面所见的异常行为，还可能伴有相应肌肉的阵发性疼痛，这种疼痛与患病时间及严重程度有关。由于此种疾病会严重影响患者的外形、日常生活与工作能力，所以患者常常伴有焦虑、抑郁等情况。

痉挛性斜颈在国内还未有明确的流行病学资料，有部分病例存在家族遗传史，且女性患者多于男性患者。该疾病根据头部的主要位置分为 4 种类型，即侧倾型斜颈、后仰型斜颈、前驱型斜颈和旋转型斜颈，其中旋转型斜颈在临床上最为常见。痉挛性斜颈是一种病因不明的神经系统疾病，目前认为可能与遗传、生活环境等多种因素有关，部分疾病也可继发痉挛性斜颈，如中风后肌张力障碍、神经退行性疾病等。

在诊断方面，目前尚无规范的诊断标准对痉挛性斜颈进行诊断,部分患者未能认识到此种疾病,因而不能及时就医。因此,此种疾病主要根据临床表现,需要密切观察患者不自主运动的部位及形式,并进行详细的病史询问以及体格检查。此外,辅助检查也必不可少,比如肌电图检查,通过专业电生理技师的评估,可以明确受累肌群,为后续治疗提供参考。电子计算机断层扫描以及磁共振成像检查可以协助明确肌肉分布情况及肥大程度,同样可以观察病情严重程度并协助治疗。

部分患者存在感觉诡计(sensory trick),就是患者可以通过一些特定的动作,暂时减轻斜颈的姿势和运动异常。患者的感觉诡计形式较为多样,多数表现为手触摸头颈部的某一部位即可缓解颈部症状,同一患者亦可有多种感觉诡计。这种方式也仅仅是暂时缓解,仍然需要药物或者手术进行治疗。药物方面,可在专业医生的指导下采用苯二氮卓类药物,以缓解相关肌肉的疼痛、焦虑等,但是药物治疗效果有限。局部注射肉毒毒素,通过作用于肌肉接头处的化学反应,可以使肌肉松弛,并缓解痉挛。此外,通过肌电图及影像学检查,可以对特定肌肉进行注射,从而在不影响颈部活动的情况下缓解痉挛症状。在国外,肉毒毒素注射治疗是首选的治疗方案,其疗效好,持续时间可达 3～4 个月,复发后也可重复注射。对于保守治疗效果不满意的患者,可以考虑进行手术治疗,包括选择性外周神经和(或)肌肉切断术、脑深部核团立体定向手术、Foerster-Dandy 手术、三联手术等。大量临床案例显示,三联手术治疗效果值得肯定,且并发症较少。越来越多的文献报道,双侧脑深部核团立体定向手术效果也值得肯定。

最后,无论是何种疾病的治疗,包括痉挛性斜颈的治疗,都应当遵循个体化,都需要根据患者病情进行评估,选择最佳治疗方案。尽管痉挛性斜颈仍然缺乏特异性治疗方法，但随着人类对该疾病病因及机制的进一步探索，相信未来此疾病的治疗会更上一层楼。

参考文献

［1］Tomic S，Petkovic I，Pucic T，et al. Cervical dystonia and quality of life［J］. Acta Neurologica Belgica，2016，116(4)：589 - 592.

［2］马凌燕，万新华. 痉挛性斜颈及其诊疗［J］. 协和医学杂志，2012，3(3)：332 - 336.

［3］Rodrigues F B，Duarte G S，Marques R E，et al. Botulinum toxin type A therapy for cervical dystonia［J］. Cochrane Database of Systematic Reviews，2020，11：CD003633.

［4］Gupta Alok. Subthalamic stimulation for cervical dystonia［J］. Acta Neurochirurgica（Wien），2020，162：1879 - 1881.

运动中的脑健康

小球拍，延寿命

挥拍类运动是个体收益最高的运动，通过运动消耗热量，保持身体的健康状态，同时训练手、眼、脚的协调动作，促进大脑的运动规划和运动控制，并且通过刺激人体分泌内啡肽，使人保持愉悦的心情。通过简单的球拍，即可为人带来许多益处！

生命在于运动，运动可以降低罹患各种慢性病的风险，有益于促进身体健康。然而千千万万种运动中，究竟哪一种才是收益最高的运动呢？最近，国际权威的医学杂志《柳叶刀》刊登的一篇研究论文给出了解答。

这篇由耶鲁大学和牛津大学合作进行的研究分析了 2011 年至 2015 年之间美国疾控中心调查的 120 万名 18 岁以上的成人数据，目的是在大量的样本中研究运动和心理健康之间的关系，帮助人们更好地理解运动的类型、频率、时间以及强度对健康的影响。

研究发现，对普通人心理健康最有利的是团队锻炼、单车骑行和有氧体操这三项运动；对于个体而言，收益最高的则是挥拍类运动（如网球、羽毛球等）。挥拍类运动可以降低 47％ 的全因死亡率（指包括所有死因的死亡率），游泳则可以降低 28％ 的全因死亡率，排名第二；第三名是有氧运动，可以降低 27％ 的全因死亡率。

那么除了降低死亡率以外,挥拍类运动到底还存在着什么样的好处呢?

运动消耗热量,稳定个体体重

挥拍类运动需要身体各个方面参与,可以在消耗体内多余脂肪的同时,调动各个肌群和组织的机能,这样的运动与单一的运动不同,具有一定的趣味性,也可以更好地调动参与者的积极性。对已存在慢性疾病的患者而言,这类运动的强度较低,对身体素质的要求也不高,更便于参与者长期坚持。通过挥拍类运动可以消耗多余的热量,维持正常的体重,从而更好地避免心血管类疾病的发生。

手脚协调训练,促进大脑功能

挥拍类运动,如羽毛球、网球等,均需要进行手-眼-脚的协调动作。喜欢打羽毛球或网球的朋友应该有非常直观的感受,在接球对打过程中,注意力要高度集中,视线始终跟着空中的球来回移动,并对其掉落的位置进行预判,同时还需要对肢体进行良好的控制,下肢跳跃至一定高度,上肢挥拍发力才能将球回击。在活动身体肌肉的同时,大脑也在进行一系列的运动规划和运动控制,因此挥拍类运动有可能提升大脑功能,一定程度上避免个体因协调障碍所导致的失衡、摔倒等情况。

保持良好心情,维持心理健康

前文提到,对于普通人心理健康最有利的是团队锻炼。相信大家也都非常清楚,挥拍类运动至少需要两人以上参与(除了进行挥拍单项训练以外),即挥拍类运动属于团队锻炼的一种,可以减少独自运动带来的孤独感和枯燥感。另外,团队锻炼可以刺激人体分泌内啡肽,这是一种可以让心情变愉快的激素,而保持良好心情也有助于减少疾病的发生。上述提到的研究也发现,每周进行3～5次45分钟的锻炼是减少压力或抑郁情况的最佳方式,长时间的锻炼反而与心理健康状态下降有关。因此,我们建议大家根据推荐,结合自身情况进行运动。

　　总而言之,小小的一个球拍,可以带来大大的益处。带上你的球拍,约上你的好友,一起在运动场上挥洒汗水,享受快乐吧!

参考文献

[1] Chekroud S R, Gueorguieva R, Zheutlin A B, et al. Association between physical exercise and mental health in 1.2 million individuals in the USA between 2011 and 2015: a cross-sectional study[J]. Lancet Psychiatry, 2018, 5(9): 739 - 746.

[2] Chan P, Chang W, Huei-Ling Chiu H, et al. Effect of interactive cognitive-motor training on eye-hand coordination and cognitive function in older adults[J]. BMC Geriatr, 2019, 19(1): 27.

[3] 陆小香. 身心功能活化运动对社区和养老机构老年人健康的促进作用[J]. 中国老年学杂志, 2017, 37(23): 5956 - 5959.

2 预防记忆力下降，"囤肌肉"才是良方

　　运动可以促进鸢尾素的合成和分泌，增加神经可塑性；运动可以预防大脑中错误折叠的蛋白聚集物积累，有助于抵抗神经退行性疾病；通过合理的运动，提高肌肉储备，可以预防记忆力下降，预防衰老。

　　想到肌肉和大脑，我们最先联想到的便是"四肢发达、头脑简单"，但是"四肢发达"真的"头脑简单"吗？这是没有科学依据的，只是人们的刻板印象。四肢发达、头脑并不简单的代表，首先提名NBA 球星"呆呆"邓肯，他的四肢极度发达，但头脑绝对不简单，是心理学硕士；"大鲨鱼"奥尼尔的体型已无需介绍，他同时还拥有工商管理学硕士学位；"风之子"纳什是维多利亚大学的博士；"林疯狂"林书豪就读于哈佛大学。面对那么多学霸球星，"四肢发达、头脑简单"这句话可以说是不攻自破了。

　　科学家们研究发现，肌肉在悄悄保护我们的大脑。体育活动可以对抗大脑老化。研究表明，鸢尾素是一种肌肉因子，运动是促进鸢尾素合成与分泌的主要因素。鸢尾素可以促进神经干细胞分化，增强神经可塑性，改善记忆和认知功能。更有研究发现，很多导致记忆力下降的疾病都源于致病蛋白的积累。在机体中，泛素-

蛋白酶体系统是降解致病蛋白的基本途径。蛋白酶体受多种细胞机制的监测，除了来源于细胞自身，也来自远端组织，如肌肉。我们肌肉释放的 Amyrel 淀粉酶分解产生的麦芽糖能够作用于大脑，防止大脑中错误折叠的蛋白聚集物积累，有助于抵抗神经退行性疾病，如痴呆、阿尔茨海默病等。

运动训练可以增加肌肉中毛细血管的数量，改变肌原纤维的比例，刺激多种细胞因子和肌肉因子的合成与分泌，增加肌肉体积，增强肌肉力量。我们身体内的组织，包括大脑，都会随着年龄的增加而逐渐出现功能衰退。通过运动增强肌肉量及肌肉活性，可以间接地改善脑功能，增强记忆力，预防痴呆。

记忆力下降是老年人的常见、多发症状。目前生活和工作压力的增加、用脑过度、生活习惯不良，都会促使中青年人群也逐步出现记忆力下降。这需要引起我们的重视，如果记忆力下降持续发展，导致痴呆，会严重影响自我生活质量，也给家庭和社会带来了巨大的经济负担与照料负担。那么，如何预防记忆力下降，除了熟知的读报、读书、记忆力训练，我们还需要"囤一些肌肉"，运动就是最好的方式。

我们了解了运动与肌肉的关系以及肌肉与脑的关系，在预防记忆力下降方面，我们将更关注规律的日常运动，提高肌肉储备，让我们大脑更健康。

下面是一些有关运动的小贴士。

第一点，我们要根据自身的体力状况，选择合适的运动方式。年轻人选择中等强度的运动，如器械训练、跑步、功率车等；老年人则选择相对平缓、安全系数更高的运动，如弹力带操、散步、八段锦、太极拳等。

第二点，每一次运动都要有一个较完善的运动过程。保证运动前要有 5~10 分钟的热身，运动结束后要有 5~10 分钟的放松阶段。一个完整的运动过程，可以帮助我们的心肺和肌肉有规律地激发和休息。

第三点，对于运动量的把控，要因人而异。老年人或心肺疾病患者，建议在医生专业的评估和指导下选择适量的运动；年轻人建议采用自我疲劳度评分（rating of perceived exertion）的评价方法进行运动量的把控，将运动体感控制在稍用力至用力之间。

运动需要长期坚持，养成良好的运动习惯，这对我们至关重要。保护我们的大脑、预防记忆力下降，从坚持运动开始。

> 参考文献 <

[1] 陈迎锋,孙龙飞,顾茜,等. 鸢尾素在运动促进大脑功能中的调节机制研究进展[J]. 神经病学与神经康复学杂志,2020,16(2):77-83.

[2] Rai M, Coleman Z, Curley M, et al. Proteasome stress in skeletal muscle mounts a long-range protective response that delays retinal and brain aging [J]. Cell Metabolism, 2021, 33(6):1137-1154.

3　抗击抑郁的运动处方

　　众所周知,规律的运动可以有效改善健康状况,提高身体机能。同时,规律的运动亦可有效调节我们的负面情绪。当人们患有抑郁症时,觉得自己缺乏动力,什么都做不了,就像被困住一样。如果你正处于这种状态,你该怎么做? 也许此时你最不想要做的一件事就是运动,但是运动却可以有效缓解情绪,帮助你打败抑郁。

运动如何改善情绪?

　　神经科学研究表明,运动可以通过改变我们的大脑化学成分从而带来愉悦的感觉。适当强度和时间的运动后,大脑会分泌内啡肽以及多巴胺,这些物质是让我们心绪平静以及快乐的帮手,可以有效调节心理状态,让我们感到愉悦和满足。当我们处于紧张、焦虑、易怒、抑郁情绪时,体内的血清素与去甲肾上腺素这两种物质水平会下降。规律运动可以提高大脑中两者的含量,促进血液循环,增强机体氧运输能力,提高专注力,使我们感到精力充沛,会带来更多愉悦感和幸福感。在面对应激源及压力环境时,我们体内的压力激素皮质醇会升高;而中低强度的运动可以降低体内的激素水平,促进新陈代谢,驱散笼罩着我们的情绪"阴云"。

　　长期处于负面情绪时,我们的注意力、记忆力等认知功能会有一定程度的下降。长期规律的运动可以起到兴奋大脑神经细胞的作用,同时增强大脑中负责感情与记忆脑区——海马体的功能,从而提高学习能力,减缓认知功能退化的过程。

哪些运动可以更有效地改善抑郁情绪?

专家建议抑郁症患者,尤其是低动力患者进行有规律的有氧运动,如散步、慢跑、骑行、游泳等。可以根据自己的具体情况和爱好,制定合适的有氧运动项目,并按照我们的运动处方进行锻炼。这样既可以确保安全,又有科学性和针对性,可以达到最佳的缓解抑郁效果。

以下为大家推荐一份适合抑郁患者的运动处方。

1. 运动负荷

一般而言,(220-年龄)=最大心率,运动时的心跳强度在最大心率的60%~85%最佳。在运动过程中,需要关注自己的呼吸频率是否提高,心率是否加快,这有助于判断运动是否达到效果。

2. 运动项目

可以选择的项目包括散步、慢跑、骑行、游泳、瑜伽等富有节奏韵律的运动。

3. 运动时间

根据自身的身体情况,有氧运动时间可以在15~60分钟区间内浮动,专家认为连续进行30~60分钟的有氧运动能发挥最大的抗抑郁效果。当然,如果运动相对困难,10~15分钟的运动也可以有所助益。

4. 活动安排

(1)准备活动。先用5~10分钟舒展筋骨,逐渐使心率进入靶心率范围。

（2）主体部分。20～40分钟的有氧练习，将心率保持在靶心率范围之内，不能持续完成时，中间可稍事休息。

（3）整理活动。活动结束后，用5～10分钟放松身体，调整呼吸。

5. 运动频率

保证每周3～5次的运动频率，以发挥最大的运动效果。

6. 活动举例

（1）散步。散步以每次45～60分钟，坚持每周4～5次为佳。对低动力的抑郁症患者而言，散步是一个很好的开端，可以约上几位好友，从漫步开始，慢慢增加行走的速度及时间，长期坚持将会得到显著的效果。

（2）团队运动。团队运动是对改善焦虑及抑郁情绪帮助最大的运动。羽毛球及乒乓球等球类运动总体运动量相对不大，但运动时需要全身肌肉协调一致。因此，在促进全身血液循环的同时，可以锻炼大脑反应速度及眼手协调能力。

（3）有氧健身操。有氧健身操有别于我们平时所接触的广播体操，是一种将标准健身操和流行舞蹈相结合的富有趣味性的运动方式，具有低强度、有节奏性、持续时间较长等特点，具有锻炼全身肌肉和改善情绪的作用。

（4）慢跑。选择一双舒适的跑鞋，在宁静的清晨或是傍晚慢跑40分钟，坚持每天或者每周4～5次这种稳定的有氧运动，能够持续地调节你的情绪状态。通过规律强度的跑步，我们可以提高肌力以及体内的基础代谢水平，从而提升脑部及内脏机能，让自己感到身心放松。

（5）骑行。骑行是一种周期性的有氧运动，在充分锻炼下肢肌肉的同时,能够提高双侧大脑的神经活性、增强心肺功能及全身耐力。建议骑行速度从慢速起步,逐渐增加至中速,并保持直至运动结束。每次 40～60 分钟,每周 3～4 次的骑行可以有效提高身心的灵敏度。

(6)瑜伽。瑜伽训练 60 分钟,坚持每周 3～4 次。练习瑜伽可以通过运动身体,调整呼吸达到身心和谐,有效缓解抑郁情绪。瑜伽是一种源于古印度的锻炼方式,它将身体姿势、呼吸控制及冥想结合为一体。在我们感受到心理压力时,瑜伽可以起到舒缓肌肉紧张、放松心情等辅助作用。瑜伽可适度降低心率与呼吸频率,让过度紧张的肌肉及脑部神经得到镇静,从而减轻焦虑,使身心得到良好的放松。

(7)太极。太极是一种身心结合的运动,它将身形定格、缓慢的移动与呼吸放松相结合。运动的场所不受限制,也无需器械准备。在太极中,我们通过反复地移动身体的重心使全身肌肉得到锻炼,同时太极还可以增强我们的平衡力、力量和灵活性。通过保持节律稳定的呼吸以及流畅但缓慢完成的动作,我们的心情得以舒缓,变得平静。

参考文献

[1] Chekroud S R, Gueorguieva R, Zheutlin A B, et al. Association between physical exercise and mental health in 1.2 million individuals in the USA between 2011 and 2015: a cross-sectional study[J]. Lancet Psychiatry, 2018, 5(9): 739 - 746.

[2] Saeed S A, Cunningham K, Bloch R M. Depression and Anxiety Disorders: Benefits of Exercise, Yoga, and Meditation[J]. Am Fam Physician, 2019, 99(10): 620 - 627.

4 百年秘籍里的治心良药

　　传统运动中的"调心"方法——运动意念调节能够帮助人体快速进入清醒又平和的状态，以稳定情绪、缓解压力。站桩功可以帮助快速进入调心状态，主要是因为中枢特定区域所产生的 α 波。良好的 α 波意味着大脑具有较高的意识活动水平和稳定的情绪表现，大脑皮层在稳定的状态下，才能做出正确的判断和决策。

　　在"996"职场高压和内卷严重的当下，越来越多的人牺牲着自己的情绪和心理健康。焦虑、抑郁、紧张、失眠、强迫症正以高患病率冲击着影响人类健康的疾病榜。在各行各业也常常能听到类似的抱怨，"我的记忆力很一般，时常叫不出同事的名字""转身就忘记刚才说过的话""有时我无法控制自己的情绪、思维和行为""想冷静下来但是做不到"。这都在提醒我们需要主动调整心态，但为何说来容易，控制起来却异常艰难呢？

　　人的大脑就像飞船的智能控制台，神经系统就是这个控制台的核心主板，具有趋利避害的内置。当飞船即将受到难以承受的风暴，这种威胁可能会影响我们的生存，神经系统会通过自己的预判，为人类及时提出危险预警的信号，比如疼痛和各种各样的不适感，都是大脑在及时叫停。可是，一般我们不会那么随意地停下，或者是环境要求我们不能停下,奈何我们的神经系统探测器是十分精密的,但凡有点风吹草动,它便不允许我们进行下去。在这种"拧巴"的状态下,不舒服的感觉会不断产生,逼着我们一点一点地放慢速度,停下来整顿后再出发,以确保我们安全地冲出风暴。

但是这种"不止步不服输"的状况发生得越多,堆积的"压力"就会越大,导致一些人无法冲出"风暴",反而陷入"漩涡"。真实的或者仅是感觉到的压力,即常说的思想压力,都会威胁到神经系统的正常判断,导致我们的表现水平下降。正如受到气流干预的机身在不断晃动中调整,如果威胁大到超出我们的调整能力,就会产生错误的决策导致坠机;当外界的"压力"超出我们的本体感觉和平衡调节能力时,就会有跌倒发生。虽然,当今风靡全球的"中国运动"流派纷呈,但却共出一源,都遵循传统气功的核心要素"三调合一"。"三调"可以说是中国运动秘籍的核心,即"调身""调息""调心"。其中,"调心"运用意念调节其精神、形体、动作、呼吸,能够快速进入清醒又平和的状态,帮助练习者更快地稳定情绪。对初学者来说,进行调身、调心的最好方法除了大家熟知的太极拳,还有站桩功。

站桩功可不仅是站着那么简单,站桩过程中,要祛除杂念,心静意专,使整个神经系统处于高度统一化状态。练功时,摆好一个姿势,通过躯干四肢保持不动的过程,使肌肉持续这种静力性运动,以维持一种稳定的姿态。此时,这些参与运动的肌肉会向中枢神经系统发出冲动,然后由中枢的特定区域产生 α 波,深度的"调心"使 α 频带功率同步性增大,仿佛石子在水面激起的涟漪,大家都同步振动起来,达到"身心协同"的状态。

脑电信号是大脑组织神经元活动和大脑功能状态的综合反映。当人们的大脑频率处于 α 波时,人的意识清醒,但身体却是放松的,它提供意识与潜意识的"桥梁"。良好的α波节律意味着大脑具有较高的意识活动水平和较稳定的情绪表现,并且大脑处于这种状态下能够激发灵感,加强信息收集,提高应激能力,增强记忆,是学习与思考的最佳状态。此时,大脑具有较强的驱动自己进行有效思维的能力。

这样使内向"静"的冲动,与外向"动"的冲动相结合,达到躯体与精神的统一。在这种"静"的调节下,大大降低了交感神经的兴奋性,使大脑皮层细胞得到休息,皮层的兴奋性降低,提高了大脑耐受压力和进行有效思维意识活动的能力。这也是站桩功为什么不仅有姿势的要求,还有意念和气息的运转,有利于消除因精神紧张给人体带来的不良反应,改善抑郁状态和不良的精神状况。大脑皮层在稳定的状态下,才能建立更多有效的神经联络,做出正确的判断和决策。

站桩功中进行"调心"练习的小贴士

(1) 形神一体,以形带意。调身是调息和调心的基础,"形不正则气不顺,气不顺则意不宁",通过形体姿态的调整达到身心若一,所以首先姿态要正。

(2) 意守丹田。在主观上将意识集中于某处,意守的对象可以是身体的某一部位,如下丹田。可以数息,也可以念字句。意守的作用在于以一念代万念,截断纷乱的思绪,排除杂念,去除妄想,锻炼意的清净性,达到入静、舒适的状态。

> **参考文献**

[1] 梅磊,周传岱,薛新民. 气功功能态脑波研究[J].自然杂志,1981,9:

24 - 30.

[2] 魏玉龙,刘天君. 气功态的脑电研究进展[J]. 中医学报,2009,24(4)：
118 - 121.

[3] Agarwal S K, Shah S, Kumar R. Classification of mental tasks from EEG data using backtracking search optimization based neural classifier[J]. Neurocomputing, 2015, 166：397 - 403.

[4] Mennella R, Patron E, Palomba D. Frontal alpha asymmetry neurofeedback for the reduction of negative affect and anxiety [J]. Behaviour Research and Therapy, 2017, 92：32 - 40.

脑力"拳"开——太极拳与认知

太极拳是一种中低强度的有氧运动，能够延缓老年人认知功能减退。我们的大脑中存在一些脑区对记忆的巩固和整合有着重要作用，它们隶属于默认模式网络。默认模式网络中的脑区在安静放空时活跃，在高级思考时活性降低。练习太极拳能够改善默认模式网络中核心脑区之间的连接，从而有助于改善认知功能。

在《世界阿尔茨海默病 2018 年报告》中显示，全球每 3 秒钟就有一位阿尔茨海默病患者产生。它是目前老年人群中最常见的痴呆形式，发病机制复杂，病因尚未完全阐明，现阶段还不能被完全治愈，成为世界人民共同面对的健康问题。痴呆可以有多种表现，如记忆的减退、失认、失用、行为的异常等，这是一种神经系统的退行性疾病，也就是说它会随着时间慢慢进展，用一句话来形容就是，越来越多的人被偷走了记忆，这注定是一场漫长的告别。

现在国内外对于痴呆防治的干预时间已经提前到了认知功能障碍发生之前，甚至通过筛查可以提前到疾病确诊之前。有主观记忆力减退症状的主观认知功能下降阶段，临床约有三分之一的患者因认知功能下降就诊却因不符合轻度认知功能障碍或痴呆的诊断标准而不被重视。在一项追踪了 7 年的研究中，有 14.9% 的健康老年人进一步产生了认知问题，而轻度认知功能障碍前期进展到痴呆的受试者高达 54.2%，这种持续的认知功能损害是不可逆的，一般由轻度认知障碍前期转化为轻度认知障碍或痴呆可能需要至少 15 年，这意味着有许多潜在风险的老年人长期地隐藏在社区人群中。他们需要更早地被筛查识别出来，也需要更早地进行预防。

同时坚持 4~5 种健康生活方式比只有 1 种或不坚持健康行为的老年人患上阿尔茨海默病的风险低 60%。坚持有氧运动是在社区中最容易实现和推广的健康生活方式。太极拳是公认的中低强度有氧运动，对延缓老年人认知功能减退具有潜在好处。研究证实，太极拳能够改变一些脑区的静息态功能激活情况，如内侧前额叶皮质、后扣带回等，内侧前额叶皮质在长期记忆和记忆的巩固、整合中起重要作用，而后扣带回与内侧前额叶皮质、前扣带回的功能连接能够预测个体的工作记忆能力。这些脑区的活动变化都指向一个重要的脑网络——默认模式网络。

人脑中有这样一组特别的区域，它是反映神经活动下降的一些脑区集合。当我们安静下来、走神、清醒着休息时它很活跃，而专注做事执行某项行为或任务时反而不活跃。它能够帮助人类形成自我意识，反思过去，展望未来，理解故事、产生情节记忆等。举例来说，当我们看电影时，或者试图理解故事情节时，或者吃饱了托腮思维神游时，默认模式网络就自动激活了；而如果电影是一个字都听不懂的外语片，或是考生聚精会神地解答考题时，默认模式网络的激活便呈现负相关。这也就是说，当我们要处理高级的认知任务时，大脑会自动切换到高级处理模式，默认模式网络的活性会自动降低，我们躺平思考人生时，默认网络就悄悄活跃起来。

可惜的是,阿尔茨海默病患者默认模式网络中的脑区间连接性是显著下降的,他们无法像我们一样美美地做一场白日梦,肆意地畅想未来,跟老朋友靠在躺椅上开心地聊聊过去。这些脑区的相互作用显著降低,将影响到他们的记忆能力、行为、空间感知觉。尤其是前额叶,它是我们高级认知功能的源泉,负责人类"下意识的行为",是发育最晚的皮质结构之一。人类的前额叶尤其发达,要到青春期才逐渐成熟,所以一些青春期孩子处理事情可能会更加"原始和冲动"。对于患病的老年人来说,他们可能会逐渐丢失记忆,到处游走不知自己身处何处,无法判断自己的方位,情绪和行为跟从前的自己大不相同,像个不折不扣的"老小孩"。

研究者观察到,当人在练习太极拳后,激活的内侧前额叶皮质和后扣带回正是这个网络的核心区域,太极拳增加了这些区域与控制运动相关的壳核尾状核的连接。这将有助于老年人们同时锻炼记忆能力(动作内容)、运动执行能力(动作按序切换)以及空间感知能力(太极拳要求眼随手走)。随着动作节奏配合呼吸,以气运身,还可以整合运动感觉系统。例如,揽雀尾式,它包含了太极中掤、捋、挤、按的四种基础动作,类似于抵抗、拉扯、推搡、按压的过程,所以是对自身重心前后左右上下不同方向的挑战,并且复杂的动作流程需要练习者在脑内提前制定好动作的流程计划,否则可是非常容易练错招式呢。

太极拳有不同的流派和特色,但是目前还没有权威的针对认知能力的太极拳训练。期待在不久的将来,中国有更多的老年人能早早习练上简单易学又能够锻炼大脑认知的太极拳,让这场与家人和社会的告别来得再晚一些吧。

参考文献

[1] Reisberg B, Shulman M B, Torossian C, et al. Outcome over seven years of healthy adults with and without subjective cognitive impairment[J]. Alzheimers Dement, 2010, 6(1): 11-24.

[2] Dhana K, Evans DA, Rajan KB, et al. Healthy lifestyle and the risk of Alzheimer dementia: Findings from 2 longitudinal studies [J]. Neurology, 2020, 95(4): e374-e383.

[3] Liu J, Tao J, Liu W, et al. Different modulation effects of Tai Chi Chuan and Baduanjin on resting state functional connectivity of the default mode network in older adults[J]. Social Cognitive and Affective Neuroscience, 2019, (2): 2.

[4] Hampson M, Driesen N R, Skudlarski P, et al. Brain connectivity related to working memory performance[J]. Journal of Neuroscience the Official Journal of the Society for Neuroscience, 2006, 26(51): 13338.

6 听说躺着就能练功——运动想象让传统运动焕发新生

运动想象是当人在无肢体运动的情况下,通过在心里模拟想象肢体运动过程激活大脑在执行该动作时的一些特定脑区,从而修复大脑功能的过程。我们的中枢神经系统可储存已进行过的运动计划或动作流程,而运动想象拥有与实际运动一样的运动流程。因此,通过运动想象可以激活对应的目标动作流程,达到一定的康复效果。

生命在于运动,适量的运动能够加速人体新陈代谢,释放压力,改善认知和精神面貌。但也有一些特殊的人群,可能因为肥胖、关节疾病或者脑损伤无法进行常规的运动,高龄、虚劳的人群也被医生告知不适宜高强度运动。那么,是否存在一种运动方法能够帮助这类人群提升运动能力,甚至锻炼大脑呢?现代研究指出,运动想象疗法或可值得一试。

运动想象是当人在无肢体运动的情况下,通过在心里模拟想象运动过程激活大脑的过程,它能够激活大脑在执行该动作时的一些特定脑区。实际上,我们的中枢神经系统会储存已进行过的运动计划或动作流程图,由于运动想象拥有与实际运动一样的运动流程图,所以在运动想象的过程中该套动作流程图还是会被激活。就好比短跑运动员在比赛开始前做准备时，心里模拟冲刺到终点的过程，仿佛脑中的上帝视角，能够看到自己跑步的动作过程，这就是一种内在的视觉想象。还有一些健身爱好者在做瑜伽摊尸式时，通过想象自己放松特定的肌肉和部位，能够真实感受到肌肉的收缩或者放松，这种真实感受肌肉运动的过程，可以说是一种动觉想象。不过一定会有人会问，光靠运动的想象就能达到真实的运动效果吗？

早在20世纪90年代就有科学家提出，运动想象与运动执行在功能上是相当的，区别在于真实运动时，这个动作被大脑的指令执行出来，而想象时大脑阻止了身体把这个动作流程表现在肢体上。研究人员发现，运动执行和运动想象大多与前运动皮层、辅助运动皮层、初级运动皮层、体感皮层、额顶区域有关，在不同的任务、运动强度下功能连接存在差异，运动想象对某些皮层的激活程度可能不如真实运动。前运动皮层是运动控制的关键区域，涉及运动准备、感觉指导或直接控制人体运动。辅助运动皮层可以帮助人在活动时进行运动规划以及身体两侧的协调。背外侧前额叶皮质与执行功能相关，包括自我控制、计划、决策和解决问题。动觉和视觉想象的神经机制也并不完全相同，视觉想象主要激活与视觉活动密切相关的枕叶和顶上小叶区域，动觉想象主要激活与运动相关的一些皮层以及顶下小叶。目前，这种想象运动的训练方法在临床中被广泛应用于一些运动能力受限的患者身上，如偏瘫的脑卒中患者，他们因脑部一些特定区域的损伤，影响到了控制肢体活动的脑区，导致无法下床，短时间内无法步行，甚至连小幅度的活动都无法进行，但是只要想象能力和神经通路没有完全被破坏，就仍然可以主动锻炼大脑，激活损伤的运动网络。

传统运动所强调的"意之所至",与运动想象的运动意念有异曲同工之妙,两种方法都可以通过调动大脑活动来促进人体相应的调节机制。所以,传统功法和太极拳运动是运动想象时的热门选择,它们不仅符合中国人的文化背景,也是传统的身心运动代表,都在强调通过心意的活动来影响人体的生理活动,从而达到强身治病的目的。太极拳和八段锦的意念引导被证实与大脑皮层的高级活动相关,可以增强大脑皮层的兴奋性。在利用脑成像技术的一些研究中,科研人员观察到太极拳运动比普通步行对同样的脑区激活更强。与单纯的拉伸相比,太极拳对记忆和运动执行脑区的激活也更强,这可能是因为太极拳通常包含几个不同内容的运动模块,需要记忆不同动作的内容、顺序以及切换方法,与回忆、制定运动策略、运动执行相关的多个脑区都有参与。如果练习过太极拳的朋友们一定知道,太极拳与简单的跑步、拉伸、跳操相比,运动内容是相对繁杂的,对平衡、肢体控制和体力的要求都更高。

了解了这些脑科学原理,躺着练功练脑也能成为现实。

开展运动想象时的注意事项

（1）动作选择。起始动作最好选择简单重复的,如云手、两手托天理三焦、倒卷肱、调理脾胃须单举。开始前,应当先学会如何在脑内完整描画出动作;再循序渐进地增加 2～3 个动作。

（2）时间安排。每天可以利用碎片时间做运动想象,20 分钟左右 1 次,每天 1～2 次。

（3）适合的人群。对一些不宜大幅度运动或过多消耗体力、体弱的人群非常适合,如运动系统损伤、中枢运动皮层损伤、胃下垂、帕金森病、慢性疲劳综合征、截肢、慢性疼痛、肌张力高的人群。

（4）选择合适的体位。开展运动想象,结合传统卧功的体位可以选择平卧、侧卧、靠卧三种体式。平卧时,面部自然朝天,枕头高低适宜,保证呼吸通畅,可轻轻闭上眼睛,有助于集中精神开展想象。若某些疾病导致练习者无法长时间平卧,可选择靠卧式,避免胸闷、气短。

(5)选择合适的强度和运动内容。对于运动功能好的亚健康人群,在真实运动时可以配合想象,以起到事半功倍的效果。

▶ 参考文献 ◀

[1] MacIntyre T E, Madan C R, Moran A P, et al. Motor imagery, performance and motor rehabilitation[J]. Progress in Brain Research, 2018, 240: 141-159.

[2] Ana S, Petr H, Chen E E, et al. Fine modulation in network activation during motor execution and motor imagery.[J]. Cerebral Cortex, 2004, 14(11): 1246.

[3] Kasess C H, Windischberger C, Cunnington R, et al. The suppressive influence of SMA on M1 in motor imagery revealed by fMRI and dynamic causal modeling[J]. Neuroimage, 2008, 40(2): 828-837.

[4] Guo Z V, Inagaki H K, Daie K, et al. Maintenance of persistent activity in a frontal thalamocortical loop[J]. Nature, 2017, 545(7653): 181-186.

[5] Liu J, Tao J, Liu W, et al. Different modulation effects of Tai Chi Chuan and Baduanjin on resting state functional connectivity of the default mode network in older adults[J]. Social Cognitive and Affective Neuroscience, 2019, (2): 2.

为什么别人运动上瘾，我运动却不快乐

人脑中可以分泌让我们有成就感和感到快乐的激素——多巴胺和内啡肽，由此形成的大脑"奖赏环路"是提高我们做事兴趣和主动性的环路。在运动这件并不是很容易坚持的事情上，充分利用大脑中的这些激素和环路，可以提高运动兴趣，让我们更容易坚持，让运动更快乐。

随着社会的发展，人们对健康日益重视，运动早已成为现代人生活中必不可少的一部分，全民健身也已经持续多年。对运动有兴趣的人很多，尝试运动的人也很多，但是能坚持下去的人却只有少部分，兴致勃勃尝试后放弃的人不在少数。

为什么有些人运动上瘾，而有些人却觉得运动很痛苦？为什么有些人觉得运动很快乐，有些人却完全体会不到运动的乐趣？这首先要了解我们的大脑，了解运动过程中，我们的大脑都发生了些什么。让我们运动中、运动后感到快乐的原因主要与多巴胺、内啡肽和大脑的"奖赏环路"有关。

多巴胺是下丘脑和脑垂体腺中的一种神经传导物质，是用来帮助细胞传送脉冲的化学物质。这种脑内分泌物与人的情感、意志、感觉有关，它传递兴奋和开心的信息。当我们遇到愉快的事情,大脑会开始分泌多巴胺,将开心的信息传递给大脑。科学家研究表明,运动可以促进多巴胺的分泌,有氧运动联合力量运动,可以增加毒瘾患者体内多巴胺含量,减少患者对毒品依赖性,改善情绪和抑郁状态。

内啡肽是一种脑下垂体分泌的类吗啡生物化学合成物激素。它能与吗啡受体结合,使人有欣快感,也有一定止痛作用,与摄入吗啡、鸦片剂有相似效果。内啡肽很重要的一种释放方法就是运动,运动应激可通过体温升高、氧张力变化、能量代谢、下丘脑-垂体-肾上腺轴的激活和血浆离子浓度的变化等方式,引起内啡肽在下丘脑基底部及延髓孤束核等多个部位的持续性应答。尤其是中高强度运动,可短时间、大幅度地提升机体中枢和外周的内啡肽浓度。长时间、连续、中高强度的运动会促进内啡肽的分泌。比如,在长跑过程中,人们的体感会有一个转折点,在过了某个时机后,就感受到兴奋、充满活力,跑步变得更加愉悦和轻松,我们称之为长跑者的愉悦感,大部分马拉松爱好者都会有这种体会,这就是为什么长期坚持跑步的人会对这项运动越来越热爱。

当我们做某些事情产生了正向结果的时候,大脑会向负责决策的区域发送"奖赏"信号,促使我们提高做此类事情的积极性,这称为"奖赏效应"。在这一系列过程中发挥作用的脑区统称为大脑的"奖赏环路",主要由前扣带皮层、前额叶皮层、腹部纹状体和中脑多巴胺神经体构成,而杏仁核、海马、丘脑等也参与其中。

该如何让自己爱上运动呢?

(1)设定个体化的运动目标。我们在运动之前可以给自己设定一个小目标,当努力去完成目标并获得预期效果的时候,大脑的"奖赏效应"就会产生作用。比如,给自己设定明确的每周跑量为运动目标,然后努力达成这个目标,在达成目标的时候,我们会感到兴奋和开心,这就是大脑给我们的奖励。

(2)选择适合的运动方式。随着目前运动领域的发展,运动的方式多种多样,选择自己擅长且喜欢的运动模式可以提高运动的兴趣,让我们更容易坚持,也更容易从运动中获益。

(3)运动量的把控同样重要。老年人和有心肺疾病的患者需要在医生的评估和监管下选择安全的运动量;年轻人可以在体力、精力允许的情况下选择中高强度的运动方式,比如跑步、游泳、团操等,每次运动维持40～60分钟,可以促进体内多巴胺和内啡肽的分泌,提升我们运动中、运动后的愉悦感。

(4)运动贵在坚持。虽然大脑在运动中通过各种方法帮助我们提升愉悦感,增强运动的兴趣,但是不可否认,做任何事情,想要坚持做好,意志力必不可少,这需要我们自己不断地磨炼、坚持。

坚持运动是一个让我们长久受益的漫长过程,在了解大脑内部的机制后,希望我们能更加体会到运动带来的快乐感受,并爱上运动。

> **参考文献** <

[1] He Q, Wu J, Wang X, et al. Exercise intervention can reduce the degree of drug dependence of patients with amphetamines/addiction by improving dopamine level and immunity and reducing negative emotions [J]. American Journal of Translational Research,2021,13(3):1779-1788.
[2] 孙鲁月,周跃辉. 运动干预毒品成瘾环路:内啡肽的调节作用研究进展 [J]. 中国运动医学杂志,2021,40(4):298-305.

8 运动——改善情绪的一剂良药

运动可以通过提高体温激活交感神经系统与下丘脑-垂体-肾上腺激素轴,促进内啡肽的分泌,产生疼痛感降低和情绪改善的作用。保持长期的运动习惯也被证实有利于运动者的心理健康,可以减少抑郁、焦虑、愤怒等负性情绪;适量的轻度运动也可以减缓关节疼痛和关节炎症,并且随着慢性疼痛症状的缓解,情绪也随之改善。

心理健康问题目前已呈现出低龄化和广泛化的趋势,并且对人的生活方式和生活质量产生了巨大的影响。生病了可以选择吃药以缓解症状,那么如果出现了沮丧、焦虑情绪或者因长期面临压力而呈现慢性疲劳状态时,我们应该怎么办呢?如果选择药物治疗,我们会担心出现许多不良反应;如果不选择药物治疗,又该如何有效地改善情绪呢?相信大家都有过这样的经历:在心情不愉快时进行一场大汗淋漓的运动,而后便会觉得呼吸变得通畅,身体也变得轻盈了些许;当有心事的时候去跑一场步,也会感受到压力有所减轻。大家可能都听说过运动对于改善情绪的积极作用,那么在运动的过程中,到底是什么让大脑产生快乐的感觉,从而改善情绪呢?我们又应该如何选择运动强度、运动时间和运动方式,才能有效产生积极情绪、降低消极情绪的影响呢？

　　在神经生理机制的研究中，主要有 3 种理论：热能理论、内啡肽理论和双模模型理论。热能理论（thermogenic theory）认为，体温升高会激活交感神经系统和下丘脑-垂体-肾上腺激素轴（the hypothalamic-pituitary-adrenal axis，HPA 或 HTPA axis，以下简称 HPA 轴），相关的激素变化会导致疼痛感降低和情绪改善。HPA 轴与神经学中所涉及的情绪紊乱和官能性疾病都存在一定的关系，如焦虑症、失眠、慢性疲劳综合征等。在进行适当运动过后通常都会引起体温的升高，而热能理论中提及改善情绪的核心恰恰就是体温的升高。内啡肽理论（endorphin theory）则是基于对运动后内啡肽水平变化的观察。一项研究结果证明，骑车运动后，血液中内啡肽的水平和 α 脑电波呈现正相关，即表明了运动引起的内啡肽释放与情绪改善有关。双模模型（dual-mode model）理论认为，只有在不扰乱人体内系统平衡的有限运动强度范围内的运动，才会让人们感到快乐；如果运动强度过高，则无法维持稳定的生理状态，反而会产生不快感。例如，当强度过大，超过通气阈值时，运动者的通气量和耗氧量无法匹配，运动带来的愉悦感就有降低的可能。由此可见，运动是改善情绪的一剂良药，并且只有适量的运动强度才会带来更好的改善效果。

　　在简单了解运动改善情绪的脑科学机制以后，我们来分析一下如何选择运动项目。目前有证据证明，进行无氧运动能带来更大的情绪改善，且 10～30 分钟的运动就足以改善情绪，更长时间的运动并不会对情绪改善有更好的影响。实际上，单次的运动就可以让人产生积极的情绪，如果保持长期运动，效果会更加突出。此外，任何年龄段的人群都可以通过运动促进情绪改善，保持心理健康,从体育运动中获益。一项关于老年人广场舞的研究发现,进行广场舞运动的老年人不仅在体脂率、腹部脂肪厚度、血压等方面都得到了很好的改善,而且在愉悦、活跃和平静三个正性情绪指标方面也表现良好,同时抑郁、思虑、愤怒等负性指标也显著低于不进行广场舞运动的老年人们。除此之外,适量的轻度运动可以缓解关节疼痛和关节炎症,随着慢性疼痛症状的缓解,他们的情绪也会有所改善。

综上,适度运动改善情绪是毋庸置疑的。无论你的年龄如何,运动能力如何,身体素质如何,合理、适量的运动锻炼都可以让你受益。而在日常的运动锻炼中,最关键的是坚持。如果你想要变得更加快乐、乐观、健康,如果你想和焦虑说拜拜,摆脱负性情绪对你的消极影响,避免心理健康问题的产生,那么,坚持运动吧!

参考文献

[1] Chan J S Y, Liu G, Liang D, et al. Special issue—therapeutic benefits of physical activity for mood: A systematic review on the effects of exercise intensity, duration, and modality[J]. The Journal of Psychology, 2019, 153(1): 102 - 125.

[2] 孙境含,王扩. 广场舞运动对老年人体质健康与心理情绪的影响[J]. 中国老年学杂志,2020,40(12): 2583 - 2586.

9 运动促进：勤锻炼，让肌肉保护你的大脑

运动可以有效激活端粒酶，从而维持端粒长度，延缓细胞死亡。运动同时也强化了人体骨骼肌，骨骼肌中的蛋白酶体应激可引起长期的保护性反应，从而延缓视网膜和大脑的衰老。运动的时候，肌肉还会释放一种激素——鸢尾素，这种物质能起到改善大脑可塑性和记忆力的作用，对预防阿尔茨海默病等神经变性也具有重要意义。

相信很多人都有这种感受：随着年龄的增加，睡眠质量下降了，做事力不从心，老是忘事，原来张口就来的简单加减法现在竟然也要想老半天才能算出来了。这些其实都是大脑衰老的表现。人体的衰老是一个从 20 岁开始渐进的过程，不同器官和组织的老化进程并不同步。从 22 岁开始，大脑中的神经细胞开始慢慢减少；40 岁后，神经细胞以每天 1 万个的速度加速递减，大脑功能受此影响，出现一系列大的波动。

越来越多的人希望延缓衰老进程，尤其是希望自己的大脑能一如既往地保持思维敏捷，还有许多人担心自己年纪大了患上老年性痴呆。但目前尚无能够将人类机体的衰老过程进行量化和评估的体系，不能系统地为抗衰老提供理论依据和预警信号。

如今，市面上保健品和保健方法可谓五花八门，许多都宣称可以"健脑"，然而，其实有一种最简单的方法已经被证实确实有效，而且简单易操作，它就是运动。

几年前，来自《欧洲心脏杂志》(*European Heart Journal*)的一篇论文《运动、端粒酶活性与心血管疾病预防》就探讨了运动抗衰老的机制，并且通过比较不同形式的运动（耐力运动、高强度间歇运动、抗阻训练），最终认为耐力性运动和高强度间歇性运动具有较好的抗衰老作用。

运动是如何延缓衰老的呢？首先，让我们来了解一种物质：端粒。我们细胞染色体的末端覆有端粒，起到保护染色体使其不受损伤的作用，这就像鞋带末端的塑料头使鞋带不会散开是一个道理。随着年龄的增长，端粒会缩短，这是细胞衰老的一个重要分子机制。每当细胞分裂一次，每条染色体的端粒就会逐渐变短，细胞分裂次数越多，其端粒磨损越多，细胞寿命就越短。一旦端粒消耗殆尽，细胞即走向凋亡。因此，端粒可以作为"生物学年龄"的判别指标。而在上述有关运动抗衰老机制的研究中，科学家发现，进行耐力训练和高强度间歇训练的志愿者中，端粒酶活性和端粒长度有所增加，说明运动有效激活了端粒酶，从而维持端粒长度，延缓了细胞死亡。这也表明，耐力训练和高强度间歇训练对延缓细胞衰老可能是有效的。

在几项最新的研究中，运动又"不负众望"地被证明不仅可以帮助延缓身体的衰老进程，还能让我们的大脑也变"年轻"！

很多神经退行性疾病都起源于致病蛋白的积累（如阿尔茨海默病），泛素-蛋白酶体系统是正常蛋白质更新以及错误折叠和致病蛋白质降解的基本途径，蛋白酶体功能异常与许多和年龄相关的病理(包括神经变性)有关。之前,学界认为神经退行性病变是一种只发生在大脑局部的疾病,但现在越来越多的证据表明,外周的组织也参与其中。

骨骼肌目前被认为是系统调节衰老的重要组织。研究人员发现,骨骼肌中的蛋白酶体应激可引起长期的保护性反应,从而延缓视网膜和大脑的衰老,但这种肌肉到大脑的信号传递机制尚不明确。除了肌肉中的蛋白酶体起到保护作用外,在我们运动的时候,肌肉还会释放一种激素——鸢尾素,这种物质可以帮助提高大脑可塑性和记忆力,对预防阿尔茨海默病等神经变性也具有重要意义。

俗话说:"头脑简单,四肢发达。"现在看来只能说这是一种偏见。一方面,肌肉不仅能让身体保持健美,还能保护我们的大脑,赋予大脑能量,让大脑保持年轻态。另一方面,也有观点认为,运动主要是通过预防疾病的发生来延长寿命,如冠心病、糖尿病、高血压等。无论是哪种观点,都说明了一个道理:虽然人类无法抗拒衰老,但运动可以有效地提升我们的健康水平,让我们更少发生慢性疾病,显著地提高我们的生活质量。2020 年,世界卫生组织发布的最新《关于身体活动和久坐行为指南》(*Guidelines on Physical Activity and Sedentary Behaviour*)中,建议所有成年人都定期进行身体活动,减少静坐少动的时间,进行各种强度(包括较低强度)的身体活动来减少久坐行为。总而言之,勤锻炼,相信你我总能从中受益!

参考文献

[1] Stellos K, Spyridopoulos I. Exercise, telomerase activity, and cardiovascular

disease prevention[J]. European Heart Journal, 2019, 40(1): 47 - 49.

[2] Lourenco M V, Frozza R L, de Freitas G B, et al. Exercise-linked FNDC5 / irisin rescues synaptic plasticity and memory defects in Alzheimer's models [J]. Nature Medicine, 2019, 25: 165 - 175.

[3] Rai M, Coleman Z, Curley M, et al. Proteasome stress in skeletal muscle mounts a long-range protective response that delays retinal and brain aging [J]. Cell Metablism, 2021, 33: 1137 - 1154.

[4] McKendry J, Shad B J, Smeuninx B, et al. Comparable rates of integrated myofibrillar protein synthesis between endurance-trained master athletes and untrained older individuals [J]. Frontiers in Physiology, 2019, 10: 1084.

10 运动促进：需要提神醒脑？比起喝咖啡，不如跑一跑！

运动有助于提神醒脑，效果比咖啡好，且能帮助减轻咖啡因戒断症状，这是因为运动可以激活我们大脑内部的生长因子和脑源性神经营养因子。这些因子帮助大脑生成新的脑细胞并建立细胞间的连接。而咖啡因只能暂时挡住神经发出的"我困了"的信号，并不能提升我们的学习和工作表现。

当你需要熬夜、加班、备考时，是否还在依赖咖啡和功能饮料提神醒脑、唤醒记忆力？且不说效果如何，长期过度摄入这些饮品，非常容易出现一些不良反应，比如心悸、胃痛、头痛、烦躁易怒等。

咖啡因作为世界上使用最广泛的精神类药物，适量摄入对人体有一定好处，但过量的咖啡因会引起反效果。这是因为咖啡因只能暂时挡住神经发出的"我困了"的信号，并不能提升我们的学习和工作表现。喝下咖啡以后，身体只是一时被咖啡因导致的"虚假信号"所欺骗，以为自己已经不再疲劳。换句话说，当你用咖啡因提神的时候，只是在预支你的精力，大脑并没有因此产生更多精力。

可喜的是，科学家已经发现了一种简单的方法，不仅可以提神,还可以帮助提升记忆力,也没有副作用,甚至可以减轻咖啡因戒断症状,这就是运动。

近日,有研究表明,快步走 20 分钟就有助于提高记忆力,其功效和早晨喝咖啡一样。这项研究由西方运动与健康心理学实验室的科学家主导,致力于比较中强度有氧运动与咖啡因对工作记忆和咖啡因戒断的影响。近 60 位受试者参与了此项研究,结果表明,无论平时有无咖啡消费习惯,就提高工作记忆而言,快走的效果比咖啡因效果好。之后,科学家又进行了进一步实验,结果显示,中强度有氧运动结合适量咖啡因(1.2 mg/kg)对提高工作记忆准确性的效果最为显著,还能在一定程度上减轻咖啡因戒断症状。由此可见,运动确实能提升我们的学习和工作表现。

然而,在如今快节奏的生活中,大家可能并没有那么多闲暇时间来坚持进行一段长时间的有氧运动。但是,实际的运动时长并非必要条件,仅仅几组高强度训练就能对提高记忆力起到显著作用。在一次高强度间歇性运动(high-intensity interval tiaining,HIIT)后的 30 分钟内,大脑在处理速度、工作记忆、意志力、认知灵活性、行动力方面都会得到显著提升。运动为何能起到如此神奇的作用?这是由于运动可以激活我们大脑内部的生长因子和脑源性神经营养因子,而这些因子恰恰能帮助大脑生成新的脑细胞并建立细胞间的连接。通俗来讲,大脑好比人体的中央处理器(central processing unit,CPU),而运动就好似活力药丸,为 CPU 的运转提供源源不断的能量。

下次觉得非常疲劳、没干劲的时候,别再依赖于喝咖啡了,不如换种方式——原地跑一跑,跳一会儿绳,或者做几组 HIIT 训练吧,如开合跳、高抬腿、波比跳等。当然,运动需谨慎,达到理想的状态不是一蹴而就的，还需注意正确的方式，防止运动损伤。在安全范围内进行适当的运动，拥有灵活大脑的同时又能拥有健康的体魄，何乐而不为呢？

参考文献

[1] van Dam R M，Hu F B，Willett W C. Coffee，caffeine，and health[J]. The New England Journal of Medicine，2020，383：369 - 378.

[2] Ai J Y，Chen F T，Hsieh S S，et al. The effect of acute high-intensity interval training on executive function：A systematic review［J］. International Journal of Environmental Research and Public Health，2021，18(7)：3593.

[3] Morava A，Fagan M J，Prapavessis H. Effects of caffeine and acute aerobic exercise on working memory and caffeine withdrawal［J］. Scientific Reports，2019，9：19644.

11

运动也能提升孩子学习表现！

　　运动对于儿童有着极大的好处，既可以提升儿童的身体素质，也可以提高儿童的执行能力和记忆力。运动使得大脑的结构被重塑，与执行功能有关的脑激活模式被改变，儿童的执行功能也因此得以进一步发展；运动也有助于调用更多的存储记忆和认知资源，以提高工作记忆表现。对于儿童青少年而言，记忆能力的提升对最终学习的表现成果也有着促进作用。

　　"同学们，这节课体育老师有事，我们改上数学课。""体育老师生病了，下节体育课由语文老师代上。"相信在不少人的童年里，都有着这样类似的场景。许多老师和家长都会简单地将运动视作强身健体的一种方式，尽管都了解运动可以保持心情愉悦，对身心都有着好处，但大多数家长不知道的是，对于儿童来说，运动其实还可以提升其学习效率和学习表现！

　　很多人可能会对此有所疑惑，为什么运动可以提升儿童的学习表现呢？今天我们就从脑科学的角度为大家进行解释。

运动可以改善执行功能

　　执行功能指的是在完成一些复杂的认知任务时，对各种基本认知过程进行协调和控制的一种高级认知过程，是儿童在学习、解决问题和智力活动的重要组成部分。儿童的执行功能存在缺陷不仅会影响他们的学习能力，还容易出现一些情绪和行为相关的问题，比如学习障碍等等。而这一与学习息息相关的功能，可以通过运动进行改善！一项关于运动与儿童智能和脑激活的相关研究发现，在进行短时中等强度的有氧运动后，儿童执行功能的行为学任务表现成绩有所提升，并且发现儿童完成执行功能任务时双侧额上回、双侧额中回、双侧顶上小叶和左侧顶下小叶的激活程度增加，左侧前扣带回的激活减弱。而研究中所使用的评估执行功能的测试需要儿童在不一致条件下完成正确反应，这就需要他们激发前额叶和顶叶皮层控制的空间注意网络，使视觉皮层关注中央线索，忽略干扰线索。运动使得儿童背外侧前额叶皮层叶、顶叶激活增加，更有利于做出正确的反应。该项研究表明，运动可以帮助不断地塑造大脑的结构，改变与执行功能有关的脑激活模式，提升儿童的执行功能技能，有利于儿童的学习进步。

运动可以改善记忆力

记忆力是识记、保持、再认和重现客观事物所反映的内容与经验的能力，是人类心智活动的一种。在漫长的学习过程中，记忆力可以说是影响儿童学习表现和成绩的关键因素之一。工作记忆更是儿童完成学习、阅读理解的重要基础。相信许多人在自己的学生时代也会有这样的困扰，学了新的知识以后，之前学过的东西就有点记不大清了。这是由于新知识对先前学习的知识的抑制干扰作用，也是遗忘的主要原因。目前已有诸多研究证实，运动对工作记忆的倒摄抑制有着一定的抑制作用，简单地说就是运动可以一定程度上改善学了新知识就遗忘旧知识的情况。另外，也有研究发现运动对长时记忆有着促进作用。其中，急性有氧运动可以显著提升陈述性记忆和程序性记忆。在一些与脑机制相关的研究中也发现,长期的运动可以提高工作记忆表现,并且会使得大脑有更高的唤醒水平,可以调用更多的存储记忆和认知资源。对于儿童青少年而言,记忆能力的提升对最终的学习表现成果也有着促进作用。

由上可知,运动对于儿童有着极大的好处,既可以增强身体素质,也可以提高执行能力和记忆力。因此,我们建议各位家长在儿童繁忙的学业中,抽出一点时间,和他们一起运动,享受快乐的亲子时光,享受运动所带来的益处,一起期待运动带来的改变吧!

参考文献

[1] 陈爱国,殷恒婵,王君,等. 短时中等强度有氧运动改善儿童执行功能的磁共振成像研究[J]. 体育科学,2011,31(10):35-40.

[2] Roig M, Nordbrandt S, Geertsen S S, et al. The effects of cardiovascular exercise on human memory: A review with meta-analysis [J]. Neuroscience and Biobehavioral Reviews,2013,37(8):1645-1666.

12

运动时为什么要专注,集中注意力在运动的肢体和肌肉上?

专注力是指专心而持续地进行活动,同时忽略外在环境对视觉、听觉及触觉等干扰的能力,主要与脑额叶的前扣带皮层有关,并且与记忆力等管控功能息息相关。专注的程度能够反映运动员注意力的集中程度。人们知道学习需要专注,工作需要专注,却不知道为何运动也需要专注,这主要是因为专注在骨骼肌随意运动的形成过程以及感受、调整运动动作方面有着积极的作用。

骨骼肌随意运动的形成

身体产生的随意运动是由大脑支配的,当大脑运动中枢发出运动指令,信息会通过运动传导通路传递到躯体运动效应器。这就包括了以下几个步骤参与运动的调控:运动传导、神经-肌肉接头的兴奋传递引起的肌纤维收缩以及深感觉的输入。

锥体系主要由中央前回的锥体细胞的轴突组成。其中,皮质核束主要支配面颈部骨骼肌,而皮质脊髓束主要支配四肢和躯干的骨骼肌。皮质脊髓束在脑干椎体交叉后的纤维,被称为皮质脊髓侧束,行于对侧脊髓侧索内,沿途逐节终止于前角运动细胞,支配四肢肌。当运动神经元兴奋时,神经冲动沿神经纤维到达轴突末梢,轴突末梢释放乙酰胆碱,乙酰胆碱与终膜上的受体结合触发动作电位

（沿肌膜传导至整个肌纤维，产生肌肉收缩）。肌肉收缩时，存在于肌肉肌腱内的本体感受器可以把身体的姿势传递给脑干网状结构、小脑、纹状体、红核和黑质等锥体外系的神经结构，其主要功能是调节肌张力、协调肌活动，维持和调整体态特征，进行习惯性、重复性或节律性的动作等。复杂动作在开始时是由锥体系发动的，当复杂动作成为重复性动作后，则由锥体外系管理（见图1）。

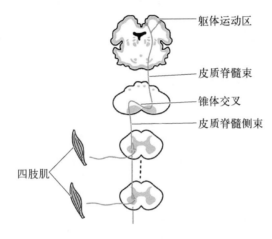

图 1　运动传导通路

感受、调整运动动作

专注可以提高注意力的集中，进而增强神经冲动的传导频率以及骨骼肌的收缩。例如，当手举哑铃屈肘训练肱二头肌时，先产生本体感觉和精细触觉传至大脑皮质，产生意识性感觉，专注可以增强感觉的反馈，加强信号频率；大脑皮层接受这个信号，并将信号传递给锥体系的皮质脊髓束运动传导通路，进而引起肱二头肌的收缩。专注在这个过程中持续将注意力集中在肱二头肌及其周围肌肉，可以促进神经对肱二头肌及其周围肌纤维的募集，进而增强肱二头肌的收缩。同时增强的神经冲动也传到锥体外系,加强对肱二头肌及其拮抗肌的协调活动,加大对动作模式的控制,对维持动作的准确性有重要意义。

运动专注可以促进运动技能的形成,加强运动的协调性和精确度。当我们刚开始进行一项运动时,往往要经过建立、形成和巩固三个阶段,即泛化阶段(只有感性认识,不清楚内在规律,动作僵硬、费力)、分化阶段(对动作的内在规律有了初步的认识,顺利连贯地完成动作)和巩固阶段(动作准确、轻松、不易随环境影响而受到破坏)。若我们在泛化阶段就专注对待,往往可以缩短进入到巩固阶段的时间,加强肌肉对动作技能的记忆,促进运动技能的形成。

运动员的一切运动技能都是在本体感受的基础上形成的,本体感受器主要包括肌梭、腱梭和关节感受器。肌梭主要感受骨骼肌长度的变化,冲动传入中枢后一方面产生相应的本体感觉,另一方面反射性引起腱反射和肌紧张;腱梭主要感受骨骼肌的张力变化,对过度的牵张反射有保护意义;关节感受器,如鲁菲尼小体,可以感受关节的屈伸变化。

运动时,通过本体感受器感知肌肉、肌腱、关节和韧带的缩短、放松和拉紧的状态,连续反映到中枢神经系统中,通过这种反馈系统不断调整、矫正运动动作。专注可以加强机体对本体感受刺激的感知,加强反馈系统,使运动技能更加协调、精确。

专注对日常生活的好处

运动与专注之间的关系是相辅相成的,专注力可以促进运动的完成,运动也有助于专注力的提高。运动时大脑神经被激活,身体机能水平提升,会产生多巴胺、血清素及肾上腺素,从而增加"续航时间",提升工作专注力与效率。同时,运动还能磨炼人的意志、锤炼人的精神。因此,做到规律运动,专注运动,对我们的身心健康都有重要意义。

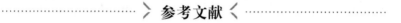

参考文献

［1］丁自海,刘树伟. 格氏解剖学［M］. 41 版. 山东：山东科技出版社,2017.

［2］齐健,刘少鹏. 动态人体解剖学［M］. 北京：人民邮电出版社,2020.

如何拥有健康的精神

有一类老人，乐呵呵地忘记了这个世界

大众对"痴呆"存在误解与恐惧，总认为患病后失去了自主性和独立性就是世界末日。本篇用一对耄耋老人的故事，展现一个阿尔茨海默病家庭温馨、充满希望的一面。希望通过这个故事告诉大众，阿尔茨海默病患者在患病后的很长一段时间，仍然能够记得并且依赖关心自己的人。在专业诊治、社区支持、家人陪伴等众多因素支持下，患者依然可以安宁且有意义地度过晚年。

作为一名老年精神科医生，工作中会遇到许多有记忆障碍的老人。对于这个病，大部分人认识的是它的重度阶段——"痴呆"。大家都很害怕"痴呆"，怕自己老了会患上"痴呆"，也怕亲人得了"痴呆"忘记自己。我能感觉到这种害怕弥漫在许多人的心里。人们仿佛处于黑暗森林，感觉找不到光亮与出路，有人说："比癌症还可怕。"作为医生，我深知黑暗森林不是这个病的全部。近 20 年来，我和同事们在努力医治，也努力让大家看到光与希望。直到 2013 年，我遇上了味芳和树峰以及拍摄他们故事的赵青导演。原来我们一直寻找的能够让人们走出这个黑暗森林的指南针，它一直在那里，只是以前没有被看见。

味芳患了阿尔茨海默病,这是一种最常见的"痴呆"类型,树峰是她的丈夫。在味芳诊断为"阿尔茨海默病"的前后 3 年里,他们生活的点滴被拍摄下来。从纪录片导演赵青的观察角度,我看见了不一样的味芳。

她大多数时候都是乐呵呵的。

味芳与树峰是"空巢"高龄老人,子女在国外。味芳经常忘记事情,有时候在厨房折腾半天后会问树峰:"刚才做好的饭菜呢,你放哪里了,刚刚烧好。"

实际她根本没开火烧饭。

但没关系,树峰并不争辩,也不纠正,他走进厨房,与味芳一起做起了饭菜。

味芳吃完饭,也就忘记了自己刚才的指责与不开心。

有天早上,俩人去散步。看见了很多鹅,树峰拍手希望能吸引鹅到他面前。味芳觉得好笑说:"鹅不知道你这表示什么。"

可是话音刚落,真的有两只鹅跑了过来。两位老人都笑起来。

树峰考味芳:"你看这里面一共有多少只鹅?"

味芳说:"1234567,7 只。"

其实,不止这么几只。两位老人没纠结有多少只鹅,他们在晨曦中告别鹅,走到湖边长椅上坐下来,湖水涟漪,岁月静好。

也有遭遇麻烦的时候,树峰辗转难眠、泪盈于眶。

原来 87 岁的树峰自己生病了,肺炎、发热。医生怀疑他患了肿瘤,让他住院。

树峰不是担忧自己病情,而是担心自己住院了味芳怎么办呢?医生说味芳目前智力相当于 4 岁左右的儿童,不要看她行动利索、言语流利,但她独立生活,是肯定不行的。

味芳已经走失过一次了,树峰不能冒险,他左右为难许久,觉得需要给味芳和自己找个养老院了。

只要树峰在身边,味芳就不会体会到任何困难,依然乐呵呵的。

经过了大约半年,在与医生、街道工作人员、养老机构等多方联系后,最终两位老人入住了枫林街道养老院,并逐渐适应和安定下来。

在镜头下,味芳还是笑眯眯地对人说:"我是教育学院的院长……"而树峰也并没有患恶性肿瘤,他时不时地会走出养老院,去听听戏曲评弹,或者回到家里。

和所有人一样,两位老人有喜有忧地过着生活。今年的味芳,已经 94 岁了,不再会说自己是院长,走路也有点不稳。她已经认不出树峰,但在树峰旁边还是显得更安宁和高兴。见了我们来访,味芳会抬头笑笑,接着拿着书认真地看。而 95 岁的树峰在一边会笑着放好她的书:"书拿倒了!"然后跟我们打招呼。

味芳罹患阿尔茨海默病至少 15 年,树峰逐渐地承担下味芳原来做的家务。随着味芳患病,一点点失去生活能力,树峰自然地调整了自己的生活,照顾味芳。更可贵的是,树峰还尽可能地保留了自己的兴趣爱好,并找到可以帮助自己的医护专业人员与机构,不会让自己深陷于该病的黑暗森林。

94 岁乐呵呵忘记了这个世界的味芳与儒雅睿智的树峰,让我们看见了照进黑暗的光。

参考文献

［1］ Grabher B J. Effects of Alzheimer disease on patients and their family［J］. J Nucl Med Technol，2018，46(4)：335 - 340.

［2］ Atri A. Current and future treatments in Alzheimer's disease［J］. Semin Neurol，2019，39(2)：227 - 240.

2 可逆的痴呆小故事——麻痹性痴呆

痴呆包含了很多种疾病类型,以阿尔茨海默病最多,占所有痴呆的 55%～65%。值得注意的是,有 5% 的痴呆类型是可逆的,或者在一定程度上可逆,比如神经梅毒所致的痴呆,也叫麻痹性痴呆。借下面这个故事,希望提醒公众,有疑似痴呆的疾病需尽早来老年(记忆)专科门诊就诊,明确诊断,避免耽误病情。另一个要提醒注意的是,多数麻痹性痴呆在感染梅毒 15～20 年后才患病,为了杜绝此类疾病,需在梅毒感染初期充分治疗。

这天门诊来了一个来自四川的王安心(化名)女士,她带父亲来就诊,说:"我爸才 62 岁,就患上了痴呆,我想看看是不是可以治疗。当地没有医院治疗他,我不想放弃,带他来上海,别人都说你们医院一直治疗这个病。"

安心还说:"所有亲朋好友都说我傻,说痴呆了在哪里都没有办法治,你去上海干什么?"

"我在上海一个人都不认识,花钱费力,把儿子丢在家里,带我爸摸到了上海。"言语之间,安心已经红了眼圈,"爸爸患病了,不理解,也不能配合,带他过来看病,很累。"

可怜天下孝女心。我对这位患者仔细地设定了方案,希望能尽早尽快地给她父亲确诊并制定方案。

先是验血，检查可能的躯体问题并排除中毒、感染、营养等引起痴呆的可能性，再安排头颅磁共振成像（MRI），做详细的认知评估。后续根据需要，再考虑遗传检测与脑脊液检测。

没想到的是，她父亲的血检测结果出来了——其他检查都正常，但梅毒筛查阳性。其认知评估结果显示注意力损害明显，执行能力（也就是按计划完成工作的能力）受损也较为突出。

我与安心谈："你爸爸很可能是神经梅毒，也就是梅毒性痴呆。"

安心很震惊："怎么会？梅毒是性病呀，他年龄都 60 多了。"

我解释道："通常感染了梅毒，再发展到神经梅毒，要经历 15～20 年的过程。因此，神经梅毒并不是目前感染的结果，而是在你父亲年轻时感染了梅毒，当时没有规范治疗，这是十多年后的结果。"

"另外，梅毒筛查结果阳性，再加上他的认知评测达到痴呆水平。说明梅毒螺旋体这个微生物已经侵犯到了大脑。医学上称为神经梅毒，有痴呆症状的也叫麻痹性痴呆。"

安心眼神中充满困惑与不解，问道："那接下来怎么办？"

我回答道："你爸爸还是缺乏最后的确诊环节，需要去做腰穿，抽取脑脊液，如果脑脊液也显示了梅毒感染，就可以确诊是神经梅毒了，他的记忆损害和行为表现异常都是神经梅毒引起。"

看见安心又想哭，我不由安慰："从治疗上看，神经梅毒比阿尔茨海默病还好一些。"

阿尔茨海默病就是常说的"不可逆性"痴呆，目前基本上没有对因治疗逆转疾病的药。

梅毒感染最初期，如果没有及时治疗或治疗不彻底，梅毒螺旋体会逐渐侵犯外周神经与大脑实质，引起痴呆症状。这种痴呆属于感染性疾病，可以用青霉素等抗生素驱梅治疗。如果治疗及时，大脑还没有被梅毒螺旋体破坏太多，有时治疗效果还不错，会达到"可逆"的结果，所以也被称为"可逆性痴呆"。

但如果神经梅毒已经侵犯神经中枢很长时间，或者驱梅无法完全控制住梅毒螺旋体，可能就只有部分效果，甚至虽然经过几次驱梅后，但疗效会越来越差。

想到驱梅治疗需要2周左右的疗程，我建议安心："你可以回重庆到皮肤性病专科医院治疗，都是一样的治疗方案。"

安心闻言，说道："那我带我爸回重庆治疗……"

过了一个月，安心发微信过来，她说："我爸已经确诊是神经梅毒，在重庆治疗了一段时间，现在已经回到家里。他记忆力比以前好一些，但还是显得有时很暴躁，需要家人管理他的生活，也不关心人……"

过了半晌安心又发过来一句："知道他是梅毒引起痴呆，我有点受不了，对他也没那么耐心。"

我默然，只心里叹息一声。

> 参考文献 <

[1] Kato H，Ando T. [Neurosyphilis and dementia][J]. Brain Nerve，2016，68(4)：309 - 316.
[2] Sellal F，Becker H. Démences potentiellement curables［Potentially reversible dementia][J]. Presse Med，2007，36(2 Pt 2)：289 - 298.

　　语言障碍并不是孤独症最主要的症状。孩子不爱说话的原因也多种多样，包括语言障碍、语音障碍、选择性缄默、其他精神障碍或神经性疾病。但如果孩子在 2～3 岁时仍无法用简单的词组与语句表达自己的情感和需求，则可以被看作是孤独症的早期预警信号。

　　"孩子不爱说话就是孤独症吗？"不论自己的孩子现在是未满 1 岁、正在牙牙学语，还是已经成为一个成熟的中学生。很多家长依然会因为孩子的某些表现而生出这样的疑问。

　　近年来关于孤独症的各类科普活动和相关宣传工作一直在持续开展。社会大众已经普遍知晓了"孤独症"或"自闭症"这两个专有名词。一些影视作品、纪录片以及专家、患儿家长和成年患者的文字作品也让孤独症患者这个隐秘而庞大的群体逐渐被人们所看见和接纳。但对大多数人来说，关于这种发育性疾病的认识仍然只是一个模糊的概念。

　　这其中一个原因是疾病的名称。不论是"孤独"还是"自闭"，似乎都是一种易于理解且常见的状态。网络上有大量"我自闭了"这样的表情包。在日常对话中，也经常会有人评价自己"我好像有点自闭""我感到很孤独"。家长一方面感知到这是一种很严重的疾病，另一方面又觉得这是一种缺乏沟通意愿的主动选择，或者是缺乏沟通交流对象的状态。所以，在门诊中也时常会遇到这样的家长："医生，我们孩子不愿和任何人说话，他是不是得了自闭症？你能不能和他好好谈谈，打开他的心结？"然而，实际上孩子问诊时对答流利、思维清晰，完全与孤独症不相符。

孤独症谱系障碍是一种神经发育性疾病。疾病的核心症状之一是社交障碍。表现为缺乏语言、眼神、肢体的交流互动，难以理解语言的内涵意义。孤独症的另一个核心症状是，兴趣极度狭窄、重复刻板行为、难以忍受某些日常的刺激。这些症状是发育障碍所导致的功能缺陷，而不是患者的主动选择。孤独症最主要的康复手段是功能训练，心理治疗或与医生交谈并不能改善他们的状况。

虽然在目前的诊断标准中，语言障碍并不作为主要诊断依据，但孤独症患儿的家长大多都特别关注孩子的语言问题。很多康复训练机构也将语言训练放在特别重要的位置。当花费了大量的时间精力，孩子终于能开口叫妈妈，或许这其中有更多的意义在于家长，而非患儿本身。

从婴幼儿语言发展的角度来说，婴儿在 6 个月左右就已经会反复发出一些基本的音节，并且对呼唤其名字会产生反应。12～18 个月时，婴儿能够理解一些词语的含义，会用手去做指示来告诉大人自己的目的，也会有意识地叫"爸爸、妈妈"。2 岁左右，婴幼儿就积累了大量的词汇，此后会进入一个"特别爱说话"的阶段，他们会通过反复练习快速发展自己的语言技能。但孤独症儿童习得词汇的年龄较正常儿童更晚，对第一批词的掌握在 38 个月左右。部分儿童的语言发展较慢，表现出不爱讲话，但实际上能够听懂大人的指示，也能用眼神交流和用肢体动作进行回应。这种情况一般来说就不属于孤独症，且较多见于多语种家庭的儿童身上。此外，还有一些轻度的孤独症患者在早期并未出现明显的语言功能发育落后，比如一些阿斯伯格综合征的患儿甚至在整个发育过程中都不会出现"不爱说话"的表现。但如果孩子在婴幼儿时期表现出缺乏情感交流、不会模仿父母的语音、不愿与其他孩子共同游戏。24个月还不能说出两个词的词组，36个月以上仍无法主动用语言表达自己的愿望与需求，这些情况就可视为孤独症的早期预警信号。如果孩子到了5～6岁，语言发展仍没有指向性、缺乏意义交流，只会重复一些简单的语音或词语，就说明孤独症的病情可能比较严重。

典型的孤独症一般在早期就能被识别，伴随的语言障碍也是在患者婴幼儿时期即可被观察到。有相当一部分病例，显示的不是延迟，而是以前获得的技能突然消失，通常在14～24个月。因此当家长观察到一些情感交流和语言发育迟缓的症状，或者不同寻常的发育轨迹时，应该尽早就诊，确认是否为孤独症，同时开展必要的早期干预工作。

在其他年龄段，也会出现一些表现为"不爱说话"的疾病。例如，"选择性缄默症"：有些孩子在家能正常交流，到了幼儿园或学校就一个字也不愿说了；还有一些孩子进入青春期后，减少了和父母的主动交流；或者是因为抑郁症、精神分裂症等疾病的原因，出现沉默寡言、逃避与人的交流。孩子突然发生语言习惯或其他行为上的重大改变时，都应引起家长的重视，主动与孩子沟通，了解他的情绪状态，必要时积极就医。这些疾病通过药物和心理治疗等手段,绝大多数都能获得良好的愈后。

········· > **参考文献** < ·········

[1] 张雅如,邵智. 孤独症儿童语言障碍及其认知神经机制[J]. 中国妇幼保健,2014.

[2] Bernabei P，Cerquiglini A，Cortesi F，et al. Regression versus no regression in the autistic disorder：Developmental trajectories[J]. Journal of Autism and Developmental Disorders，2007，37(3)：580 – 588.

4

多动症长大了就会好吗?

　　"多动症"是注意力缺陷多动障碍的俗称,已被证实是一种神经发育性疾病,核心症状是注意力缺陷、多动、冲动相关的问题。注意缺陷多动障碍的儿童会出现多种情绪和行为问题,患儿的亲子关系、学业、社交等方面也会遇到困难。虽然,对该疾病在成年人身上的表现关注较少,但这是一种会带来长期不良影响的疾病,所以提高认识、尽早发现、积极治疗才是正确的应对方式。

　　在很多人的观念里,"多动症"就是用来形容儿童没办法好好读书的词,几乎是顽皮捣蛋、上课做小动作、考试粗心、思想不集中的统称。很多家长会认为,"孩子好动顽皮点是正常的""多动症长大了自然就会好了""懂事了就知道怎么控制自己了",甚至还有一些家长会否认这种疾病的存在,将其归因为儿童的懒惰或道德品质问题。

　　事实上,注意缺陷多动障碍(attention deficit and hyperactivity disorder, ADHD)不仅是一种客观存在、患病人数众多、具有高度家族遗传性的神经发育性疾病,同时还是一种会带来终身影响的慢性疾病。世界范围内儿童青少年 ADHD 的流行率为

3%～7%。中国儿童青少年 ADHD 整体流行率估算为 6.3%，男孩为 8.9%，显著高于女孩的 4.0%；学龄儿童为 6.5%，显著高于学前儿童的 5.5%。近年来，对于成人 ADHD 的问题得到了更多的关注。目前一般认为，三分之二的儿童 ADHD 患者在成年期仍存在足以损害功能的症状，而 20 岁左右的成年人 ADHD 患病率约为 2.8%。虽然有一些童年期被诊断为 ADHD 的人，成年后不再符合疾病诊断标准了，因为他们中有的是形成了有效的行为策略，有的是因为周围环境忽视了他们的症状。但是，相当一部分患者一生都会受到疾病的负面影响。

成年 ADHD 患者虽然不再像儿时那样好动，但注意力难以长时间集中，组织、计划与解决问题的能力不佳，冲动等症状会影响工作、社交及亲密关系。由于时间管理能力、注意力、肢体活动等方面的原因，他们可能无法胜任很多工种，也会更频繁地更换工作。创业时他们能很快做决策，但后续繁琐的管理和发展工作却难以应付。由于多巴胺调节失常，事业发展、人际关系受挫等原因的综合影响，他们也更容易出现抑郁情绪，或陷入吸烟、酗酒等物质依赖的问题。

通过颅脑解剖和磁共振成像等技术，科学家发现 ADHD 患者大脑中某些部位比正常人要小，还有一些区域在它们应该工作的时候却没有做出必要的反应。因此，研究认为 ADHD 患者是大脑多个部位构成的"系统"出了问题，而非简单的自我管理或道德问题。这些缺陷从情绪、认知、行为多个方面持续影响人的社会发展和适应能力。

目前已知与 ADHD 具有密切联系的脑结构主要有前额叶皮质、基底神经节、小脑、前扣带回和纹状体。

前额叶皮质是大脑中与情绪感受和调节、思考决策以及自我控制最相关的部分，也是执行功能最主要的生理结构。基底神经节负责动作执行和抑制功能，抑制功能受损会让人难以忽略无关的信息，呈现出多动以及与注意力有关的核心症状。小脑与时间和空间运动的感知有关，影响着人的运动协调性、时间管理和任务规划能力。前扣带回是学习适应、解决冲突问题的重要区域，其功能受损可能导致了 ADHD 患者需要更多的学习和强化才能掌握某种技能。纹状体与多巴胺分泌的调节有关，也是兴奋剂类药物用于治疗 ADHD 的生理基础，影响着人是否能对某件事情保持长期兴趣以及能否获得足够的满足感，也影响着人过度追求某些让人感到刺激的事物。

知道了症状背后的原理，我们就能理解 ADHD 患者面临的问题。虽然现代医学无法把大脑结构修正到理想的状态，但至少能在某些问题上对症下药。

由于其病程特点，ADHD 的药物治疗是长期的，需要坚持门诊随访。需要患者到专业医生那里就诊，选择合适的治疗药物。在合适的时间，经过充分的临床评估后才能考虑停药。不经过系统的治疗，过早地停药不利于患者的预后。

家长、老师及其他照料者应当理解孩子的困难，认识到并不是"态度"的问题。责备、打骂并不能解决他们的困难，他们需要治疗和帮助。

对于患者而言，除了积极地配合医学治疗外，长期坚持一些与情绪和行为有关的训练内容也能有效地帮助到自己。

本书可提供一些康复建议：

（1）养成良好的生活习惯，避免过度饮酒、吸烟、冒险行为和不恰当的情感关系。

（2）通过正念或心理咨询等手段进行学习和训练，更有效地调整自己的情绪，更敏锐地觉察到他人的情绪反应，减少不必要的冲动行为。

（3）养成长期运动的习惯，跑步、游泳、瑜伽等运动能够帮助整理思绪、缓解焦虑，球类运动能锻炼肢体协调性和反应能力。

（4）学习制定任务计划，使用有条理的学习方法，可以避免拖拉，更好地估计和规划时间安排，还能减少不知如何下手的焦虑。

时间可能会解决很多问题，但等待无法治愈所有的 ADHD。随着大脑的逐步发育，患者可能会有一些行为上的改善，但年龄增长不会让疾病凭空消失。只有更全面地理解疾病、更积极地采取应对措施，才有可能获得更好的人生。

参考文献

［1］Liu A，Xu Y，Yan Q，et al. The prevalence of attention deficit / hyperactivity disorder among Chinese Children and adolescents［J］. Scientific Reports，2018，8(1)：11169.

［2］Kooij J J S，Bi J D，Salerno L，et al. Updated European Consensus Statement on diagnosis and treatment of adult ADHD［J］. Eur Psychiatry，2018，56：14 - 34.

［3］Dobrosavl J M，Solares C，Cortese S，et al. Prevalence of attention-deficit / hyperactivity disorder in older adults：A systematic review and meta-analysis［J］. Neuroscience and Biobehavioral Reviews，2020，118：282 - 289.

5

疏懒和淡漠：精神分裂症的另类表现

阴性症状是指与动机和兴趣相关的正常行为的减少或缺失。人们对阴性症状本身和严重程度的认识不足，往往导致患者未能及时就诊并接受恰当的治疗。目前，尚无治疗阴性症状的特效药物，需要我们给予这些患者更多的热情与关注，通过社会心理支持来帮助他们真正回归家庭与社会。

精神病人在大众心目中的形象常常是胡言乱语、行为紊乱的。这当然是症状的一部分，但与此同时，相对隐蔽而安静的阴性症状也是不可忽视的症状表现。

何谓"阴性症状"？

阴性症状指的是与动机、兴趣相关的正常行为的减少或缺失。举例而言，生活疏懒，不出门活动、不做家务、不打理仪容和个人卫生；情感淡漠，对他人漠不关心，面部表情减少，没有感兴趣的事物；话越来越少，眼神交流也变少，逐渐不与人接触交流，不参与社交。这些初看起来只是一个人变懒、变宅、变孤僻的表现，但需要提高警惕，因为这也可能是精神病性症状。

阴性症状与精神分裂症

阴性症状被报道为精神分裂症最常见的首发症状之一，通常出现在前驱期和第一次急性精神病发作之前。它常见到什么程度呢？有研究称，90％首次发作的患者都存在至少一项阴性症状。然而，阴性症状通常不是患者前来就诊的原因，大家对症状本身和严重程度的认识不足可能导致了这种现象。因此，我们需要提高对阴性症状的认识，注意患者的日常活动，与他人的互动程度（家庭内外、学校、工作）、兴趣爱好以及参与程度，还需要关注他的肢体语言、面部表情、手势和眼神交流。不要等到患者的行为表现非常紊乱，或者完全不能上班上学才来就诊。

当然，我们也要排除继发的阴性症状。比如，抑郁导致的活动减少、兴趣下降，在"被害妄想"背景下的社交孤僻，以及药物导致的锥体外系反应和面部表情僵化等。这些和其他因素有关的阴性症状，其治疗效果通常较好，可以随着其他症状改善而获得好转，比如，当情绪症状好转后，患者能够恢复正常的社会功能；社交隔离往往随着妄想动摇而解除；药物所致的锥体外系反应也可以通过换药或增加拮抗剂而得到缓解等。我们所关注重点则是那些对当前治疗无效、即使在临床稳定期依然持续存在的阴性症状。

阴性症状的后果

阴性症状与动机、沟通、情感和社会功能方面的显著缺陷相关。阴性症状导致患者的退缩，从社会属性的人退缩至一方封闭世界，自我照顾的水平同样降低，这导致患者的预后通常不好，生活质量差，难以回归社会，带来极大的疾病负担。阴性症状和认知症状也存在相互影响，一个缺乏社交的人，他检索信息的能力会下降，可能继发认知缺陷。然而，认知功能的损害会进一步加剧患者的社会隔离，更难以融入社会。

阴性症状的治疗

目前,精神分裂症的药物治疗首选抗精神病药物。棘手的是,当前的大部分抗精神病药物通过阻断多巴胺 D2 受体改善幻觉、妄想等阳性症状,却对阴性症状的疗效欠佳。这可能与阴性症状的发生机制相关,比如中脑-皮质多巴胺通路中多巴胺缺乏,过多的 5-羟色胺抑制以及与多巴胺 D3 受体、谷氨酸等物质的关联等。大脑影像学的研究发现,阴性症状的严重程度与大脑部分区域体积减小、脑白质完整性受损、脑血流灌注减少等相关,这提示了阴性症状的发生和发展与大脑结构和功能受损相关。目前尚无治疗阴性症状的特效药物,药物治疗的作用通常只是维持精神病性症状的稳定,因此对于维持期患者,临床上尽量减少选择使用可能加重阴性症状的药物,或换用对阴性症状有部分效果的药物(如多巴胺 D3/D2 受体部分激动剂和 5-羟色胺 1 受体部分激动剂)。

除药物治疗外,社会心理干预也可能对阴性症状治疗有帮助。阴性症状的认知模型强调了适应不良认知在精神分裂症阴性症状的发展和维持中的作用,认为容易患病的个体更容易受到负面经历的影响,进而出现态度和信念上的失常。在这个基础上,可以进行家庭干预及认知行为治疗。同样,社交技能训练也可能有效,可以从一些基本技能开始,如"表达不愉快的感受""提出要求"或"与一个新的或不熟悉的人展开对话",而后进一步练习"协商""保持对话"等复杂技能。在这个过程中,注意立即提供积极反馈,然后不带批评地提出简短的纠正,并在接下来的练习中做出一两个小的改变。此外,家人朋友需要给予患者较好的社会支持,建议其保持健康的生活方式,鼓励其进行适当的锻炼、规律饮食和睡眠、戒烟、适度饮酒,多参与活动。

对于这些伴有阴性症状的精神分裂症患者而言，我们并不能因为他们逐渐"销声匿迹"而感到从今往后"天下太平"，只有我们不断给予他们更多的热情与关注，才能帮助他们真正回归家庭与社会，而生活也将变得更和谐美满。

> ················· ＞ **参考文献** ＜ ·················

［1］An der Heiden W，Leber A，Häfner H. Negative symptoms and their association with depressive symptoms in the long-term course of schizophrenia［J］. European Archives of Psychiatry and Clinical Neuroscience，2016，266(5)，387 - 396.

［2］Donald W，Black M D. Negative symptoms of schizophrenia：An update［J］. Current Psychiatry，2020，19(10)：24 - 25，30 - 33，53.

6 言语性幻听：自语自笑的背后之秘

言语性幻听是一种以言语形式出现的听幻觉。患者通常将现实不存在的声音认为是真实的，并出现相应的情绪反应，甚至异常行为。针对言语性幻听等精神病性症状的治疗，目前临床首选的治疗方案是使用抗精神病药物；物理治疗包括电休克治疗、经颅磁刺激，具有辅助治疗作用。

言语性幻听与精神分裂症

言语性幻听，顾名思义，指的是以言语形式出现的听幻觉。患者在实际没有人说话的情况下听到了声音，可以是第三人称视角的多人谈话，也可以是第二人称对自己的评头论足或下命令。幻听是精神分裂症最常见的症状之一，即使没有看到说话的人，患者通常认为声音是真实的，做出相应的情绪反应（比如被声音辱骂后出现情绪低落或愤怒），甚至导致冲动伤人或自我伤害行为。有的患者会与之对话，在旁人看来，就是一个人独自发笑，或是对着空气自言自语，也就是精神科描述症状时所说的"自语自笑"。

当然，存在言语性幻听并不意味着就是精神分裂症，其他精神障碍，如双相情感障碍、重度抑郁障碍、创伤后应激障碍等也都会发生言语性幻听。一些躯体与神经系统疾病以及酒精、大麻、致幻剂等物质的使用同样会导致出现言语性幻听。作为人类一种相当普遍的体验,它甚至有 5％～28％ 的概率发生在一般人群中,但不一定发展为精神障碍。然而,当身边的人出现自语自笑等异常行为,仍然需要敲响心理健康的警钟。对于精神分裂症而言,早诊断、早治疗是早康复的基础。

言语性幻听的产生机制

在影视小说里,言语性幻听和"自语自笑"可用灵异之说来解释,那在现实世界,症状背后的脑科学奥秘又是什么呢?

人脑中,大约千亿个神经元构成了复杂的神经网络,依赖多种反馈系统维持着精密的兴奋-抑制平衡。正因如此,我们拥有稳定的知觉表征,能看到蓝天白云,耳闻鸟语,细嗅花香,感受美好的现实世界。而对于精神分裂症患者而言,抑制的减少或兴奋的增加是常见的发现。许多研究表明,抑制缺陷与幻觉相关,其中语言、听觉和记忆网络的相互作用对于言语性幻听的产生起着重要作用。我们说话的时候,大脑听觉皮层会受到抑制,控制语言功能的脑区和听觉皮层的功能连接程度与抑制的程度有关。由此假设,内源性听觉皮层活动的减少可能导致言语性幻听。

另一种假设认为言语性幻听是由于自发地、错误地激活了基于语言的记忆,患者不能控制记忆内容,因此大多数人的幻听体验是不美好的,认为声音干扰了他们的正常生活。记忆相关的脑区包括海马复合体、壳核以及言语感知的听觉网络。

有研究者认为,言语性幻听的神经基础是一个超链接的皮质-纹状体网络,将一些其他脑区的活动转化为感知经验。此外,患者无法辨明幻听的非真实性,存在自我监控和现实辨别的缺陷,可能与前额叶皮层或更高阶的知觉区域的异常相关。

言语性幻听的治疗

大约70%的精神分裂症患者会出现言语性幻听,严重损害生活质量和社会功能。那么,该如何治疗呢?目前临床上,首选的治疗方案是抗精神病药物,通常足量、足疗程的药物治疗对于幻听具有较好的疗效。

然而,仍有25%～30%的患者用药后效果欠佳,需要其他辅助治疗手段。除了常见的电休克治疗,经颅磁刺激是疗效证据较多的物理治疗手段,可以降低幻听的频率和严重程度,最佳的靶向区域和治疗参数仍在进一步探索中。此外,认知行为治疗可以减少与幻听相关的情绪困扰,以及降低命令性幻听的危险性,并帮助患者习得新的应对策略。一种新兴的干预方式是阿凡达疗法,通过构建一位与幻听内容语音语调相同的虚拟人物,建立虚拟的交流环境来训练患者采取不同的应对方式,在该过程中逐渐消除敌意,实现谈话地位的升级。

出现幻听或许并不可怕,可怕的是不能去积极面对而始终选择逃避。

> **参考文献**

[1] Ćurčić-Blake B, Ford, J M, Hubl D, et al. Interaction of language, auditory and memory brain networks in auditory verbal hallucinations[J]. Progress in Neurobiology, 2017, 148: 1 - 20.

[2] Aali G, Kariotis T, Shokraneh F. Avatar Therapy for people with schizophrenia or related disorders [J]. The Cochrane Catabase of Systematic Reviews, 2020, 5(5): CD011898.

7

心情总像过山车一样忽高忽低——
双相障碍惹的祸

　　双相障碍是一种情感方面的精神心理疾病，表现为情绪起伏像过山车一样忽高忽低，情绪高时会出现情绪高涨、自我感觉良好、活动增多、精力充沛等，被称为"躁狂相"；情绪低时又表现为情绪低落、愉快感缺失、活动减少、自我评价低，甚至悲观厌世等，被称为"抑郁相"。双相障碍的发病与遗传、环境及心理因素有关，需要药物治疗、心理干预，甚至物理治疗等。

　　向日葵，像太阳的花；《十五朵向日葵》的灿烂辉煌，令人心弦震荡。但是，在这浓重跳跃的色彩中，传达出来的情绪却是既热烈又悲伤，既躁动又孤寂。这幅尽情展现燃烧激情的名画，正是荷兰著名画家梵高的作品。回顾这位巨匠的一生，后人推测其可能罹患了双相障碍。

何谓双相障碍？

　　所谓双相障碍，即心情像过山车一样忽高忽低，情绪高涨时称之为"躁狂相"，情绪低落时为"抑郁相"。早在古希腊就有对躁狂的认识，人们认为这是一种疯狂乱语、情绪亢奋的状态。可能会有人认为这是一个不错的状态，但其实我们大多数人在正常情况下，心情应该是平静的。

躁狂发作时，即使没有什么事情发生，也时时刻刻高兴，此即术语所说的情绪高涨。精力源源不断，患者仿佛变成一个合不上的话匣子，语速奇快，滔滔不绝，有时还爱吹牛。睡眠时间少也不觉得困，心里觉得有很多需要完成的事情，想法也非常多。也许患者会觉得这样的状态对自己有利，但也往往虎头蛇尾，做事不计后果，如无节制地疯狂购买，做出毫不谨慎的性行为或是不经思索的商业投资。同时，自尊心异常增高，常常因为一点小事大发雷霆，变得冲动、易怒，具有攻击性。这样的行为会给自己和周围的人带来困扰。

而抑郁发作时，则表现为情绪低落、愁眉苦脸、兴趣下降、开心快乐不起来，自觉反应慢、注意力不集中，食欲下降、体重减轻，入睡困难、早醒、睡得不深，自我评价低，产生无价值感、无望感或无助感，严重时出现自责自罪及消极言行，对学习、生活及工作造成很大的影响。双相障碍则表现为躁狂相与抑郁相交替出现，或者同时存在。

双相障碍的发生机制

这么看来，双相障碍不仅仅是暂时的情绪波动而已，已经成为一种危害患者身心健康的疾病。那么，这样的疾病是如何产生的呢？很可惜，目前仍然没有明晰的原因能够解释。家系调查提示，遗传因素在病因中占有重要地位：双相障碍患者亲属的患病率较一般人群高出 10～30 倍，而父母一方患病，其子女有 25％概率患病；如果父母双方都患病，那么这个概率就会升高到 50％～75％。由于其遗传方式尚无定论，目前普遍认为这是一种复杂的多基因遗传方式，可能与 X 染色体以及 6、11、5 号等 11 条染色体相关。

除了遗传，个体性格也与双相障碍可能有所关联。美国哲学与心理学家威廉·詹姆士曾说过："播下一种性格，你将收获一种命运。"每个人都有自己的性格特征，从出生伴随到离开，时时刻刻影响着为人处世的方式。罹患双相障碍的患者，性格上强韧、好交际，较强的虚荣心使自己想要成为大家关注的焦点，但却又害怕被忽视、冷落，没有勇气面对。那是不是有这些性格特质的人就会患上双相障碍呢？目前没有明确证据表明，双相障碍和性格有直接关系，只能说具有这些性格特征的人容易罹患双相障碍。

众所周知，哮喘多发于春季，而糖尿病患者的血糖在一天的清晨也会异常增高，那么双相障碍是不是也有好发时段？确实如此。人体内有一种调节人体与周期性变化的环境相适应的机制，被称为生物钟。但是，生物钟的调节能力是有限的。据报道，飞行跨越多个时区产生时差时，会导致易感人群发生情感障碍。例如，从西向东旅行的人昼夜节律有一个相位提前，容易出现躁狂症。同样，扰乱昼夜节律的"社会时差"也可能诱发躁狂表现。有充分证据表明，躁狂患者的睡眠-觉醒不规律，印证了生物钟对躁狂的影响。

据此有学者提出，近现代的快速发展极大地改变了现代人的生活方式，这些现代生活方式也有可能是导致双相障碍多发的原因。一方面，现代生活中夜晚工作的比例大大增加，尤其是电灯的出现模糊了自然昼夜更迭的界限，让部分人的生物钟调节紊乱；另一方面，现代生活的压力在不断增加，诱导体内的炎症因子水平上升，造成轻微的神经炎症，继而影响调节生物钟的"夜间荷尔蒙"——褪黑素。研究表明，在躁狂发作前给予患者适量褪黑素，可以延长一倍的睡眠时间，并且减少躁狂症状。

双相障碍的治疗

虽然双相障碍的机制并不明确，但这不代表没有治疗方案。

当提到治病时,人们可能首先想到的是吃药,那么精神科有类药物,叫作"心境稳定剂"。当患者情绪低落时,药物会起到提高情绪的作用,当患者过度兴奋时,药物又会起到平复情绪的作用。其次,双相障碍患者即使情绪平稳时,也可能存在社会交往、婚姻、就业和认知功能方面的障碍,单纯的药物治疗可能不足以控制症状。当压力过大时,患者也要学会适当宣泄、排解自己的压力,情绪低落时走到自然中放松、享受阳光、锻炼身体,尝试多与亲密的人聊天;精神亢奋时,多让自己静一静、读读书、散散步等。

参考文献

[1] 唐卫东,于欣. 欣喜若狂:解读躁狂症[M]. 西安:陕西科学技术出版社,2012.

[2] Rantala M J, Luoto S, Borráz-León J I, et al. Bipolar disorder: An evolutionary psychoneuroimmunological approach [J]. Neuroscience Biobehavior Reviews, 2021, 122: 28 - 37.

8

"痛定思痛"，探究疼痛的来龙去脉

疼痛是指对外界不良刺激的痛苦体验以及对该体验的生理、心理反应，可分为急性与慢性疼痛。急性疼痛是短期内产生的暂时性疼痛，可以提醒我们即将到来的外来伤害，并且随之做出回缩、呻吟、拍打、躲避等动作以规避伤害；而慢性疼痛是指机体受到持续的不良刺激，神经系统的功能和结构发生改变，或神经系统发出异常信号，引起疼痛或心里的不愉快体验。

疼痛是人体的一种正常生理感觉，可分为急性与慢性疼痛，疼痛往往提示身体可能有病变，当然也可能与抑郁、焦虑情绪有关。

提到疼痛，人们几乎都对此表示厌恶，但这却是人体正常的生理感觉之一。就像饿了想吃饭，困了想睡觉一样，都是不可或缺的。没有疼痛未必是件好事，人们可能会因为没有疼痛便不及时诊治，从而死于疾病。同时，疼痛是抑郁、焦虑的一种表现形式，强度受疼痛阈值影响。阈值高的人耐受疼痛，阈值低的人则易感疼痛。如果患者长期失眠、焦虑、抑郁，其疼痛阈值容易下降，也就更容易体会到疼痛。

疼痛的发生机制

疼痛产生源于何处？脊髓背角是疼痛的起始点，是我们脊髓靠向背侧的一部分结构,它接受我们从身体各处传来的神经信号,筛选处理对人体有害的信息,并将其传递到大脑中对应处理疼痛信息的结构。而神经信号传递就像快递员运送快递,不是直接从起点直接运送到终点,而是中间会在中继站点有搬运工将快递从一辆运送货车搬运到另一辆上。在人体神经系统里,起对应作用的搬运工被称为受体,而搬运的货物就是神经信号,由被称为神经递质或神经调质的物质组成。货物根据所往去向被分类搬运,神经信号亦是如此,这就由不同的搬运工——即受体起分拣作用,在疼痛的这条货物运输途径上,有 α -氨基- 3 -羟基- 5 -甲基- 4 -异恶唑丙酸(α - amino - 3 - hydroxy - 5 - methyl - 4 - isoxazole-propionic acid,AMPA)、红藻氨酸(kainic acid,KA)、单纯 N -甲基- D -天冬氨酸(N - methyl - D - aspartic acid,NMDA)、神经肽P 物质等不同受体处理信号,就像不同的快递途径使其之间互相不受干扰。这些"搬运工"各自搬运的"货物"也不尽相同,例如AMPA、KA 受体负责搬运乙酰胆碱、5 -羟色胺、阿片类多肽、去甲肾上腺素、催产素等。

之前提到疼痛可能由躯体受伤产生,也可能由抑郁、焦虑等心理问题产生。这两种类型的疼痛在脑内的"货物路线"是不一样的。前者从丘脑后核到初级体感皮层的谷氨酸能神经元输送组织损伤引起的异常性疼痛,而后者来自丘脑束旁核的谷氨酸能神经元到前扣带回皮层的神经元输送与抑郁样状态相关的异常性疼痛。

那么,这些疼痛的信号会传递到什么地方? 根据目前可知的动物和人类学研究结果,前脑在疼痛感受中扮演至关重要的角色。前脑在解剖学上,指的是由两边的大脑半球和间脑组成的结构,大约在双眼水平以上的头部所在区域。但这个区域并不小,可细分为大脑皮质、丘脑、下丘脑、边缘系统等很多结构。例如,大脑皮质本身也可以分为几十种区域,并非所有区域都和疼痛有关,与之最相关的部分被称为前扣带脑皮质。从外观上判断,它大致位于我们额头的深部。在 20 世纪,曾有额叶切除术这种并不人道的手术,其中切除了这个部位的患者会发现他们的不愉快体验和疼痛体验消失。疼痛的相关信息一旦传递到此处,即可发生长时程增强和长时程抑制消失等神经生理反应,从而对疼痛进行调节,让人更深刻体会到疼痛的发生。但这一部位也不仅仅只负责疼痛,还与忧郁、自杀、成瘾、兴趣丧失等有关,因此研究起来相对复杂。

虽然介绍了疼痛作为正常感觉产生的原因,但这毕竟是一种负性反馈,普通人还是难以长期忍耐。尤其对于抑郁、焦虑的患者而言,这会成为影响他们正常生活的因素。

疼痛的治疗

(1)明确引起疼痛的原因。如果是外源性的,如外伤、内科疾病等,应尽快治疗或消除诱因。

(2)适时心理疏导。紧张、忧郁、焦虑、恐惧等情绪都可能加重疼痛的程度,而疼痛的加剧反过来又会影响情绪,形成恶性循环。患者情绪稳定、心境良好、精神放松,可以增强对疼痛的耐受性。所以,患者及时地寻求心理治疗,缓解紧张焦虑情绪也有助于疼痛的减轻。

(3)转移注意力。听音乐、深呼吸,参加娱乐活动以及指导想象等都是可以将注意力转移的方法。

(4)运动想象。每天可以利用碎片时间做运动想象,每次 20分钟,每天 1~2 次。

（5）药物治疗。药物治疗是治疗疼痛最基本、最常用的方法。但是使用药物要在专业的医生指导下使用,切忌擅自用药,避免发生不良事件。

》 参考文献 〈

［1］李惠芳. 疼痛［M］. 昆明：云南人民出版社,2011.
［2］卓敏. 疼痛的神经生物学——理解大脑机制及神经疾病治疗的机理［J］. 世界科技研究与发展,2005(1)：38 - 48.
［3］Zhu X. Distinct thalamocortical circuits underlie allodynia induced by tissue injury and by depression-like states［J］. Nature Neuroscience,2021,24(4)：542 - 553.
［4］Bio 生物艺术. Nat Neurosci|张智/李娟合作揭示不同疼痛的神经环路基础［EB/OL］. https://zhuanlan. zhihu. com/p/355641068,2021 - 03 - 09/2021 -05 - 26.

9 痛由"心"生

　　躯体形式疼痛（somatoform pain），又称心因性疼痛（psychogenic pain），主要表现为各种部位不同表现的持久性疼痛。患者感到非常痛苦，并且严重影响其学习、生活及工作能力，但医学检查未发现疼痛部位有任何器质性病变，无法用生理过程或身体疾病予以合理解释。疼痛可发生于身体任何部位，如体表、深部组织或内脏器官等，常见的疼痛有头痛、非典型面部痛、腰背痛和慢性盆腔痛。根据疼痛的性质又可分为模糊的钝痛、胀痛、酸痛或锐痛等。

　　你或你的家人有没有因为一种或几种身体上的不适而反复强调身体的不舒服，例如头痛、胸闷、消化不良，企图通过不断就医检查找出病因，甚至影响到了正常的日常生活和工作？如果有的话可要当心，这种"风声鹤唳，草木皆兵"的现象，可能是一种被称为"躯体化障碍"的疾病，是一种精神心理疾病。而反复出现各种形式的不明原因的疼痛，则是"躯体形式疼痛"，即疼痛并非因躯体疾病导致，而是由精神心理因素导致——痛由"心"生。

躯体形式疼痛的概念
　　躯体形式疼痛属于躯体化障碍的一种表现形式。一项国内研究显示,躯体化障碍可表现的症状由多到少分别是头晕、头痛、睡眠障碍、疲劳、心悸、腰痛、胸闷、消化不良、肢体麻木,其间并无显著联系,这些症状可涉及任何脏器器官。实际上,这一疾病并非是单独存在的,以往归属于"神经症"这一分类下。这源自 18 世纪对癔症、疑病患者等非器质性躯体症状的认识,由 Briquent 在 1859 年从癔症中区分出来,而现在则归属于"躯体症状及相关障碍"的分类中。最开始对这一疾病的认识完全是心理导向,即如果要诊断一个患者有"躯体化"的症状,既要鉴别无任何器质性疾病造成相应症状,又要找到心理冲突演化成该症状的途径。显然,这对医生的内外科、神经科功底和社会心理要求甚高,并且目前也没有探究出合理的病因假说。

躯体形式疼痛的发生机制

躯体形式疼痛发生机制目前尚未完全明了,但有几种观点提出了心理如何导向该疾病发生。第一个观点是潜意识获益机制。其中有两种途径,第一种是通过将自己呈现出患者姿态来回避责任和义务,以此获得关怀和谅解;第二种是通过躯体器官的发泄缓解情绪冲突。第二个观点是述情障碍。该观点认为,患者的情绪体验和感受存在缺陷,不能通过大脑的神经通路转换为语言表达,而是通过脏器的不适表达,形成所谓"器官语言",但这一观点并没有太多依据支持。第三种观点则认为躯体化障碍是负性情绪的宣泄。因为负性情绪的表达大多受到社会的反感,因此患者会无意识地掩盖情绪体验而放大躯体症状。总而言之,这些心理导向的观点大多强调了情绪感受与表达的障碍是导致躯体化症状发生的原因。

例如,新型冠状病毒感染(COVID - 19)大流行中,有研究表明,回避与疼痛症状特别相关。在社会封锁期间,机体可能会强化对灾难创伤的回避行为。如果回避是通过活动减少与疼痛症状相关联,那么在疫情封锁期间疼痛症状理应增加。由此,人群容易产生适应不良的错误信念,即"活动会带来痛苦",那么必然会进一步减少疫情期间的活动,加剧自身的疼痛感。

而神经心理学观点则认为,躯体化障碍患者的脑干网状结构注意和唤醒与正常人相比有所不同。脑干网状结构是脑内一块很重要的部位,与人的睡眠觉醒、注意力、情绪、呼吸、心血管、呕吐、肌肉张力都有关联。脑干网状结构可以过滤掉体内脏器的不必要信息,但受到注意和唤醒机制的影响,过滤功能失效,导致信息传达到脑内经过处理放大,被患者体会为躯体症状。

除了神经心理学,生物学上也有一些证据,如躯体化障碍患者的免疫功能发生改变,免疫系统中 T 淋巴细胞活动降低以及单核细胞活化,这些证据可能说明免疫系统参与了躯体化障碍的过程。另外,患者血清中的支链氨基酸、色氨酸和 5 - 羟色胺降低。其中,5 - 羟色胺降低会导致一种被称为多巴胺的物质增加。多巴胺是一种去甲肾上腺素能化合物,可能导致心动过速、胃活动亢进、觉醒加快、肌肉紧张和活动亢进。这些结果很好地解释了躯体化障碍患者所感受到的不适症状。

躯体形式疼痛的治疗

治疗患者的疼痛就需要看清真正问题的所在。患者不相信医生的检查结果,躯体症状没有缓解,都会加重对医生的信任危机。此时,医生需要放下执着,承认自己的"无能为力",这本是医学领域的难题,没有现成良方,只能从可改变的影响因素开始,尝试改善患者的生活质量。

如果医生与患者的交流能够建立起牢固的信任,可以采用认知行为治疗来缓解患者对躯体化症状的错误认知,如"灾难降临""生活暗淡无光"等。当然精神药物也可以使用,如抗抑郁、抗焦虑、镇静药物都可以针对不同症状使用,目前抗抑郁药物——度洛西汀是治疗躯体形式疼痛常用且有循证证据支持的有效药物。

》 参考文献 《

[1] 董丽平,赵海宁,陈应柱. 躯体化障碍患者的临床特征[J]. 临床精神医学杂志,2011,21(01):40－42.
[2] 李宁,叶兰仙. 躯体化障碍的发病机制及诊治的研究进展[J]. 精神医学杂志,2013,26(02):152－153.
[3] Jowett S, Shevlin M, Hyland P, et al. Posttraumatic stress disorder and persistent somatic symptoms during the COVID－19 pandemic: The role of sense of threat[J]. Psychosomatic Medicine, 2021, 83(4): 338－344.

10 勿让"生物钟"慌了你的心

生物钟是机体维持生物节律的重要功能。生物节律指周期性的生命活动现象,包括睡眠-觉醒周期、静息-活动周期、进食行为、能量代谢及激素分泌等,主要受下丘脑视交叉上核控制。人体的多种生物学过程,如睡眠-觉醒、进食模式、情绪、活动、认知、机体核心温度、脑电波、激素分泌、细胞再生等,均受内源性生物节律的调控。

生物钟紊乱是如何影响情绪的呢?

大量研究发现,任何造成生物钟紊乱的因素,都将可能引发情绪变化,甚至导致情绪相关疾病。体内的生物钟和外部的物理时钟不同步,将导致时差反应、睡眠相位综合征和代谢综合征,主要包括以下几个方面。

(1)时差反应。核心生物钟——基因的节律性表达无法迅速适应外界因素导致的生物钟相位变化,如跨时区旅行、轮班等,通常表现出疲倦、易怒、智力减退、睡眠和胃肠道紊乱等短暂症状。轮班工作导致的相关疾病也是一种慢性时差反应,长期的昼夜颠倒和工作时间的不同步会对健康产生更深远的影响。

(2)睡眠相位综合征。指睡眠-觉醒周期相对于明暗周期提前或延迟的情况。家族形式的睡眠相位前移(advanced sleep phase，ASP)和睡眠相位后移(delayed sleep phase，DSP)与核心生物钟基因的多态性相关。

（3）代谢综合征。包括高血糖、高胆固醇和肥胖，从而导致糖尿病、心脏病和脑卒中。流行病学研究表明，轮班工作是代谢综合征的重要危险因素，而食物摄入时序被认为是这种关系的基础机制。动物研究也支持这一结果，即喂食高脂肪食物并允许随意进食的小鼠会出现代谢综合征，而进食时间限制的小鼠则不会。

（4）情绪障碍等精神心理疾病。生物节律的紊乱与多种精神心理疾病相关。大量研究发现，生物节律紊乱参与抑郁症、双相障碍等疾病的发生、发展、共病、认知功能和社会功能损害。

如何对生物钟紊乱进行评估？

（1）自我监测。包括记录下日常情绪与活动，睡眠持续时间和睡眠质量等，也可以通过《清晨型和夜晚型问卷自评量表》进行自我评测。

（2）求助医生。通过使用多导睡眠记录仪和体动记录仪进行更专业、客观的监测。

（3）生物学检测。有条件也可以针对褪黑素和皮质醇等直接生物标志物进行检测，将有助于医生对病情进行多方位的评估。

如何调节生物钟紊乱？

当您确定存在生物节律紊乱并深受困扰，以下治疗手段也许可以帮助您。

（1）药物治疗。临床上，有各种不同的药物具有调节紊乱的作用，如一些具有助眠的药物，可以通过促进睡眠，从而调节生物节律；而另一些药物，助眠作用虽不强，但具有优越的节律调控作用，有助于调节紊乱的节律。

（2）认知行为治疗。包括睡眠和生物节律的健康教育、认知重构、结构化行为改变等。研究表明，认知行为治疗的疗效较好，已被权威指南推荐如表1所示。

表1　认知行为治疗技术及具体方法

治疗技术	具　体　方　法
睡眠和生物节律相关健康教育	介绍人体生物钟相关知识：了解睡眠-觉醒和生物节律紊乱的机制和过程；24 小时睡眠周期和活动与人体激素、免疫、人体温度和其他重要的生理功能同步。
	介绍睡眠和生物节律与疾病的关系：睡眠质量、数量、24 小时睡眠周期和昼夜节律紊乱的变化与情绪障碍的发作和复发、饮食行为以及肥胖和代谢功能的风险有关
	白天和晚上的行为和环境因素如何影响睡眠-醒和昼夜节律（即睡眠卫生）
	强调通过早晨起床、适当的定时曝光、活动周期的规律、白天的体力活动、就寝时间安排和夜间活动，有助于调整生物钟
认知重构	识别和调整导致睡眠维持困难的信念
	纠正一些错误信念：如认为现在没有睡好觉会导致第二天无法很好地工作等
	建立可行的睡眠期待
行为纠正	学习防止晚上/夜间反复思考的技巧、讨论入睡时间期望、设置日间活动日程表、强调早上光照（自然光或特殊人工光源）
	设置光照和温度相关的睡眠条件
	刺激控制治疗：目标是改掉会妨碍睡眠的行为，重建卧室和睡眠的联系，比如：① 卧室只用于睡眠；② 如果醒着超过 15 分钟，就离开卧室

治疗技术	具 体 方 法
行为纠正	限制睡眠治疗：通过睡眠压力强化巩固睡眠，比如：① 只在常规睡眠的时间才可以睡觉；② 随着睡眠效率（睡眠总时间／卧床时间）的增加，逐渐增加可以睡觉的时间
	重新制定时间表：逐渐延迟／或提前睡眠-觉醒和日-夜循环
	使每日觉醒时间保持规律（非工作日也要保持这种规律）

（3）光照治疗。利用阳光或人工光线（红外线、紫外线、可见光、激光）防治疾病，促进机体康复。光照（尤其是短波长的蓝绿光）具有抗抑郁和调节时相的作用。光疗可以治疗与睡眠、情绪相关的疾病，这可能是通过影响人体褪黑素、5-羟色胺、皮质醇等调节生物节律的激素的分泌，来达到治疗效果。对于双相情感障碍患者，应选择性地采用光照治疗，并注意采用适当的参数和时间。

（4）人际社会节奏治疗。该治疗通过整合行为、人际和精神心理教育，规范日常活动节奏，管理易受生物节律紊乱影响的生物和社会心理因素。人际社会节奏治疗的目的是帮助患者建立规律的社会节奏（从规律的睡眠和进食到规律的运动和工作日程等），鼓励开展和维持适度的活动，形成良好的日常生活习惯，帮助患者在每天相同的时间内开展日常活动，更好地维持稳定的睡眠-觉醒循环。

（5）防蓝光治疗。防蓝光眼镜能明显改善失眠患者的睡眠和情绪。防蓝光治疗的作用机制主要是戴上阻止蓝色波长的眼镜，防止夜间灯光抑制褪黑素的分泌，从而起到抗抑郁和改善睡眠作用。随机安慰剂对照研究发现,防蓝光眼镜能明显改善失眠患者的睡眠和情绪;另一项随机双盲对照研究探索防蓝光眼镜对伴有睡眠障碍的抑郁症的疗效,结果并未发现防蓝光眼镜具有改善抑郁的疗效。防蓝光眼镜已经被广泛用于对夜班者、倒班者、青少年看电视的研究中。

（6）正念冥想。正念冥想是基于正念的心理干预方法,包括正念减压、正念认知疗法等,具有抗抑郁和改善睡眠的作用。

参考文献

[1] Sabet S M, Dautovich N D, Dzierzewski J M. The rhythm is gonna get you: Social rhythms, sleep, depressive, and anxiety symptoms[J]. Journal of Affective Disorder, 2021, 286: 197 - 203.

[2] 中国抑郁障碍协作组. 伴生物节律紊乱特征抑郁症临床诊治建议[J]. 中华精神科杂志, 2019, 52(2): 110 - 116.

[3] Esaki Y, Kitajima T, Takeuchi I, et al. Effect of blue-blocking glasses in major depressive disorder with sleep onset insomnia: A randomized, double-blind, placebo-controlled study[J]. Chronobiology International, 2017, 34(6): 753 - 761.

你得的是"假病"吗？——惊恐障碍

惊恐障碍以反复出现的心悸、呼吸困难、大汗、头昏、全身发麻等症状为特征，往往在几分钟内达到顶峰，伴有强烈的濒死感和失控感，并出现行为的异常改变。认知行为治疗联合药物治疗是目前惊恐障碍的一线治疗方案，有氧运动也可以作为辅助治疗方法。

综合医院急诊科经常会遇到这样一类患者，他们突然感到心慌、呼吸困难、心跳变快，感觉自己完全喘不上气了，有濒死感，但身体检查却未见异常。患者的症状来得快，去得也快，往往到了医院不久，甚至在去往医院的路上就缓解了。年轻的敏敏（化名）就曾多次遇到这种情况，总是突然出现这些症状，却在半个小时内就缓解了，有时到医院时症状基本完全消失。敏敏去了好几家医院进行检查，心电图、脑CT、心脏彩超等检查结果都显示没有问题，医生和家人都以为她装病。敏敏心里万分痛苦，因为害怕自己的"怪病"发作时得不到救治而不敢独处，工作也辞掉了，也几乎没有了社交和娱乐活动。

这到底是怎么回事儿呢？原来，敏敏并不是得了"怪病"，而是患上了惊恐障碍（panic disorder）。惊恐障碍是一种常见的疾病，属于焦虑障碍谱系中的一种。惊恐障碍以反复出现的心悸、呼吸困难、大汗、头昏、全身发麻等症状为特征,往往在几分钟内达到顶峰,伴以强烈的濒死感和失控感,并出现行为的异常改变。一次惊恐发作一般持续数分钟,也可能更久,发作后的疲乏感可能会持续1~2天。患者往往对再次发作感到担忧,并且可能会为了避免独处而变得依赖他人以及回避一些既往有过惊恐发作的场合。惊恐障碍患者也常伴有抑郁症状,日常生活、工作常常受到影响,生活质量显著下降。

惊恐障碍的病因和发病机制有哪些呢?调查表明,惊恐障碍主要与生物学因素和遗传环境因素有关,危险因素包括年龄、女性、酒精、抽烟、经济状态差、身体与精神疾病史、家族精神病史等。与惊恐障碍相关的神经结构包括前额叶和边缘系统,情绪驱动之间功能失调和认知抑制以及杏仁核-海马-前额叶的恐惧环路轴是该疾病的神经解剖学基础。此外,研究人员推测,患者视、听、触、平衡多方面的外感受系统存在异常,一些无意义的刺激被大脑自动识别为危险信号。对这些刺激的无意识过度处理与对负性思维等信息的主动抑制减少,使得大脑不能准确识别并进行相应调整,导致一些伪信号(如心悸)激活恐惧网络,导致惊恐发作。

那么我们应该怎么做才能减少惊恐发作的次数、赶走惊恐障碍这头恶魔呢?首先,我们需要重视这个心理问题,去心理科或精神科就诊。其次,在专业医生的帮助下,选择适合自己的治疗方案。药物治疗、心理治疗及有氧运动均对疾病有效果,国外学者也建议认知行为治疗联合药物治疗作为惊恐障碍的一线治疗方案。

药物治疗方法从一线药物开始,常用的有氟西汀、帕罗西汀、舍曲林、氟伏沙明、艾司西酞普兰、文拉法辛等。

常用的心理治疗包括认知行为治疗和精神动力学治疗。严格的临床对照试验已经证明认知行为治疗有效,其通过让患者了解惊恐障碍发作的原理,纠正灾难性的解释,提供焦虑的应对策略,应用认知重组等技巧来缓解惊恐症状。精神动力学疗法是将患者潜意识中的冲突意识化,解决分离和依赖等心理动力学核心冲突。以上治疗方案可根据患者自身情况进行选择。

此外,有氧运动可作为辅助治疗方法,具有急性期抗惊恐、抗抑郁和慢性期抗焦虑作用。

惊恐障碍不是一种"假病",要正确认识到这种疾病的病情,及时就医,遵从医嘱并保持乐观的心态,才会达到更好的治疗效果。

> 参考文献 <

[1] Moreno-Peral P, Conejo-Cerón S, Motrico E, et al. Risk factors for the onset of panic and generalised anxiety disorders in the general adult population: a systematic review of cohort studies[J]. Journal of Affective Disorders, 2014, 168: 337 - 348.
[2] Kim Y K. Panic disorder: current research and management approaches [J]. Psychiatry Investigation, 2019, 16(1): 1 - 3.
[3] 陈淑芳,王翠翠,吴学影. 惊恐障碍的临床研究进展[J]. 大连医科大学学报,2019,41(04): 84 - 90+96.
[4] 王高华,魏艳艳,王惠玲,等. 认知行为疗法联合药物治疗惊恐障碍疗效 meta 分析[J]. 中国健康心理学杂志,2015,23(2): 161 - 164.

12 社交如何不焦虑

社交焦虑是指因害怕或担心与他人的社交互动而产生的焦虑和紧张,其来源于社会风险的过度在意和对自己行为的消极信念。这两个因素相互作用,形成恶性循环,所以解决这个问题需要从这两个因素入手。

在电影里,少男少女在夕阳的余晖中,眼神不断躲闪着望着对方,欲言又止,脸上泛起红晕……这可能是大家脑海中对于青涩爱情的经典画面。每当听到王菲的歌曲《因为爱情》里唱到"再唱不出那样的歌曲,听到都会红着脸躲避",脑海中都会浮现出这样的画面——懵懵懂懂,害羞的感觉烘托出青春的美好。如此一看,脸红真是异性交往初期有共鸣的体验呐。但是,看似美好的"脸红"发生得太频繁,也会阻碍与人的交往。

尽管很多人在社交中有过害羞的体验,但一些人却可能深深受到这种长期脸红、手心出汗的困扰。例如,聊天时脸红到无法和对方直视;路上遇见熟人"金口"难开;上课回答问题极其紧张;主题发言更是如临末日。如果你体验过以上相似的情景,那么很可能就意味着你出现了社交焦虑。

根据美国《精神障碍诊断与统计手册(第五版)》,社交焦虑通常是指在社交情景中，因为害怕或担心与他人的社交互动而产生的焦虑和紧张，伴有脸红、心跳加速、呼吸困难等生理反应。当然，社交焦虑也不是什么洪水猛兽，适度的社交焦虑反而有利于个人在社交场合的发挥，比如与人聊天时避免无心之言的中伤，或者演讲前进行充分的准备。但是过度的焦虑显然让社交寸步难行，演变成社交焦虑障碍（social anxiety disorder, SAD），也叫社交恐怖症。具有这种焦虑障碍的人肯定都是想摆脱这些烦人的生理反应，期望自己能在社交中表现得更好一点，但是往往无从下手，愈发焦虑。真是悲从中来，不可断绝，内心是更加矛盾的。很多人最后往往只能习惯性地逃避了。那我们应该怎么去做才能让社交变得不焦虑？

首先我们要了解一下社交焦虑的作用机制——负性评价恐惧。

根据国外学者 Clark 和 Wells 于 1995 年提出的社交焦虑的认知模型，社交焦虑来源于两个因素，一是对社会风险的过度在意，二是持有对自己行为的消极信念，两个因素相互作用。简单来说就是，消极信念和社会风险担忧相结合就会产生焦虑，焦虑会导致生理反应的出现，而生理反应妨碍表现又会进一步加剧消极信念，从而进一步增加社会风险担忧。反复如此，消极信念和社会风险在互相作用下得到加强，形成一种恶性循环，如图1所示的模型所呈现的那样。

举例来说，我们要参加演讲，上台前就觉得自己练习得不够，肯定讲得不好，被大家嘲笑的话肯定很尴尬，就会很焦虑、担忧，手心出汗喉咙干涩。正式演讲时开始颤抖，表现得更加不好，下次再遇到演讲时就更加觉得自己不行。那该怎么办呢？相信大家也注

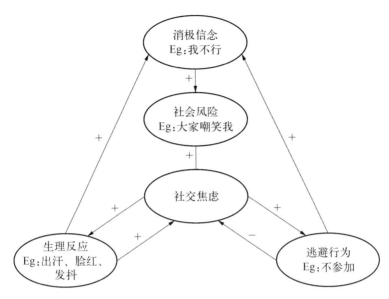

图1　社交焦虑认知模型

意到了模型图，"＋"代表增强，"－"代表降低，这个模型中唯一的减号意味着逃避行为能降低社交焦虑。逃避行为可能是我们再也不报名参加演讲，或者团队分工时倾向做幕后工作，甚至可能称病逃离。而这一切又在无形之中强化了我们的这种不恰当的消极信念和社会风险。

接下来就要找到痛点，对症下药，逐个击破。

燃烧你的小宇宙

对消极信念，它最大的痛点就是经不起真实的检验。可能大家会疑惑，上述所说的不就是表现不好才加剧的消极信念吗，这不就是经过了检验的？但是，此检验不是"真实"的，焦虑的生理反应本身就给我们营造了一种不利的虚假环境，自然就无法发挥真实的实力。

所以要消除这种不利环境,可以采取逐渐暴露的方法。首先,给自己列一个社交焦虑水平活动等级表。从低等级的活动开始,比如主动和人打招呼、借东西,再到约人吃饭、演讲这些高等级的活动,逐步地建立自信心。还可以在行动之前写下对自己表现的预测,再和实际的表现比较。当我们经历得越多,也许你会惊喜地发现自己的表现越来越好,原来感到焦虑的情景开始变得游刃有余。当然,一个充分的事前准备也是十分有益的。

社会风险的痛点在于过度地夸大。比如,在中午进行演讲,大家都低着头,你可能会认为他们在嘲笑自己,但实际上大家只是困了。所以这就要求我们要转移关注点,可以从两个方面入手:一是加强"自我建设"。多去觉察自己的想法,不要刻意去压制,选择一些可行的想法实施,如化妆、穿漂亮衣服,上课回答问题,与某人打招呼。当想法实践后,你会发现其实大家并没有想象中那么关注你的表现,你的担忧其实并不是事实。二是获取"他人"反馈。鼓起勇气询问他人的想法是破除盲目猜疑的最好办法,保持中性开放的态度去接纳意见。一开始可能会难以启齿,但只要迈出第一步,道路只会更加通顺。

以上是我们在日常生活中可以用到的一些对策,如果你确实深受社交焦虑的困扰,寻求医生和心理治疗师的帮助也是不错的选择。如今认知行为疗法和正念减压疗法在 SAD 的治疗中已经取得了不错的效果。

人的本质是一切社会关系的总和,逃避社交只会让人生道路阻且长,积极地面对才能让未来的路越走越宽,越走越精彩。何况现在已经有很多方式可以帮助我们,所以如果你还在被社交焦虑搞得很焦虑,可以考虑寻求专业医生或心理咨询师的指导和帮助。

······················ ❯ **参考文献** ❮ ······················

[1] 刘娜. 高校大学生社交焦虑的个体心理因素研究[J]. 中国多媒体与网络教学学报(上旬刊),2021,(3):246–248.

[2] Leigh E,Clark,D M. Understanding social anxiety disorder in adolescents and improving treatment outcomes:Applying the cognitive model of clark and wells (1995). Clinical Child and Family Psychology Review,2018,21 (3),388–414.

不只有反复洗手才叫强迫症

强迫症（obsessive-compulsive disorder）是一种常见且较难治愈的慢性精神疾病，强迫症状的核心是重复和纠缠，这些强迫症状可以分为两种，包括强迫思维和强迫行为。强迫思维是指反复、持久地体验到非自愿的闯入性思维；强迫行为则是指重复的行为，并且这些行为往往和强迫思维有着紧密关联。强迫症可以通过药物治疗、心理治疗以及两者的联合治疗来治愈。此外，健康的生活方式、家属的支持等也都可以促进强迫症的康复。

日常生活中，我们可能感觉手脏了就会去洗一下手，可能会在出门的时候检查一下门有没有锁好，还可能会反复核对或计算账目……这种时候我们也许会戏谑一下："哈哈，我有点强迫症。"确实，正常人也会存在一些强迫表现，但是并不会感到痛苦，也不会影响正常生活，所以这并不是精神医学领域所定义的强迫症。

还有很多人觉得强迫症就是反复洗手，或者见不得杂乱的东西。然而，真正的强迫症作为一种常见且较难治愈的慢性精神疾病，可不只有这么简单。强迫症状的核心是重复和纠缠，这些强迫症状可以分为两种，包括强迫思维和强迫行为。强迫思维是反复、持续的、侵入性的想法、冲动或者画面等，伴有主观的被强迫感觉和痛苦感。患者明知道这些想法是不必要且荒谬的,但却无法摆脱这种想法。其中,常见的形式包括怕脏、怕细菌、怕病毒以及过分关注小概率事件、反复回忆等。强迫行为则是指重复的行为,这些行为往往和强迫思维有着紧密关联,有一些是可以观察到的重复行为,比如反复洗涤、检查、排序、询问等,还有一些是旁人看不到的行为,是存在于患者头脑中的活动,如祈祷、计数、默默地重复字词等。除此之外,强迫症患者可能还同时伴有回避、焦虑、强迫家属等其他症状。总之,强迫症患者的心理十分冲突,无法控制自己的一些想法或行为,会耗费很多时间在不必要的事情上,生活中时常如履薄冰,十分痛苦。

强迫症的病因很复杂,生物遗传因素、神经-内分泌异常、脑功能异常等都是可能的致病因素。研究发现,强迫症患者的纹状体结构或功能异常,导致丘脑无法正常过滤及传递信息,从而致使前额皮层过度活跃,最终产生强迫症状。除了上述所说的生理方面,一些社会、家庭、教育、个性、人际等社会心理因素也影响着强迫症的形成。

但是面对这个痛苦的精神疾病,我们并不是无计可施。现在已经有了很成熟的治疗方法,包括药物治疗、心理治疗以及两者的联合治疗。药物治疗中,主要的治疗药物为选择性 5 -羟色胺再摄取抑制剂。尽早、足量、足疗程是药物治疗的关键,如果发现自己出现了强迫症状,要尽早地求助专业的医生,按医嘱服药。在服药过程中不要自行减药、停药,将整个疗程坚持下来才是最有效的,才可以早日战胜强迫症,否则病情持续、反复,将会很难治愈。在药物治疗的基础上,如果结合心理治疗会更加有效。常见的治疗方法有结合暴露-反应预防(exposure and response prevention,

ERP)的认知行为治疗、精神动力学治疗、支持性心理治疗、森田疗法等。其中,ERP 疗法鼓励患者主动暴露于引起强迫症状的情境中,但不要进行强迫行为,目的是打破维持强迫症状的条件反射循环,帮助患者逐渐学会与焦虑相处,通过反复练习最终实现症状缓解,甚至治愈,让失控的生活重新回到患者的掌控中。对于治疗方法的选择,临床工作者会根据强迫症个体自身的症状特点,有针对性地选择相应的干预手段。

与此同时,强迫症患者自己的努力也尤为重要。患者应当多去了解强迫症,正确地看待这种疾病,不要认为自己可以自行好起来,也要避免"药物会有很多副作用""这种病治不好"等误区,积极就诊、坚持治疗,这样才可以尽早治愈。虽然治疗的过程会很漫长,但是只要坚持下来就会缓解并有可能治愈。要积极配合医生的治疗,也要对自己充满信心。

家属是陪伴强迫症患者最多的人,家属的支持对患者来说也是非常重要的。强迫症患者家属也可以慢慢地去了解强迫症,尽可能地理解患者的痛苦,少一些对患者的指责,帮助患者养成健康的生活方式(如运动、社交等),让患者找到生活的乐趣,并且一定要鼓励患者坚持治疗,与患者一起战胜强迫症。同时,家属也要多关注自身的身心健康,在与患者相处的过程中难免遇到问题或挫折,家属要找到适当的发泄情绪的方式,多寻求亲朋的支持,帮助患者的同时照顾好自己。

总之,强迫症没有我们想得那么简单,不只有反复洗手才叫强迫症,这种疾病有复杂的成因和表现。但是,强迫症也并非如我们想得那么难治,只要患者和家属能够正确认识这个疾病,了解上述有关强迫症的概念、误区、治疗方法等知识,并积极到专业的医院就诊、治疗,再加上家属的理解与陪伴,强迫症患者就有病情缓解和治愈的可能。祝愿每一位强迫症患者都能早日康复,拥抱美好的生活。

参考文献

[1] 马宁,陆林. 专家漫话精神健康科普知识[M]. 北京:人民卫生出版社,2020.
[2] 朱雅雯. 强迫症的心理病理机制及干预方式[N]. 中国社会科学报,2021,(005).

14 强迫症不是成年人的专属

　　强迫症并不是成年人的专属,儿童也有强迫症的风险。儿童强迫症往往并不会因强迫行为感到焦虑,并且与发育过程中的行为问题表现类似,因此不易识别。对儿童强迫症进行早期识别,尽早进行科学治疗,是目前最可靠的解决方法。

　　"哈哈,你强迫症犯了吧""受不了,我一定要把它摆整齐",这些话语大家可能常常会在生活中听见,可能是听别人讲,也可能是调侃自己。在生活中,这种喜欢保持整齐、干净的行为是很常见的,不过真正的强迫症并不是仅仅局限于这些方面。"观念"和"想法"也是可能反复出现、无法忍受的。此外,强迫症的真实形象也不完全等同于媒体电视剧中所塑造的形象。在影视作品里,强迫症患者常被塑造成才华横溢、潇洒多金的成功人士,仿佛是争名逐利的自我完美主义者的专属特质,但其实不少天真烂漫的儿童和青少年也饱受强迫症的困扰。

　　据《中国强迫症防治指南(2010 年)》一项对北京地区的流行调查显示,有至少三分之一的患者在 15 岁之前就出现了强迫症状。据报道,国外的儿童强迫症患病率在 4％左右。儿童强迫症的发病人数并不少,但人们认识它的时间却很短。在早期,常会把儿童发育过程中强迫行为归为儿童期情绪障碍，主要是这些强迫行为常常在一段时间后会自动痊愈，比如反复吐口水、抠手指、重复摆放东西。直到 2013 年美国《精神障碍诊断与统计手册（第 5 版）》将儿童强迫症从儿童情绪障碍中剥离出来，人们才广泛地认识到儿童也会得强迫症。

儿童强迫症具有遗传易感性。一项追踪研究发现，强迫症患者的孩子患强迫症的风险更大。神经科学研究也发现，双侧前额叶、前扣带回和右侧丘脑与儿童青少年的强迫症紧密相关。心理学研究表明，家庭养育方式和个体认知风格影响儿童强迫症的发生、发展和预后，父母严厉束缚的管教模式以及强迫症患儿本身存在做事刻板、内向、敏感害羞、追求完美的性格特征都可能成为诱发因素。

需要注意的，虽然儿童强迫症和成人强迫症听起来只是患病阶段不一样，但两者在症状表现上仍存在部分差异，有着各自的特点。首先，在儿童期早期，与强迫思维相比，强迫行为在症状表现中更加突出。此外，成年强迫症患者中常见的"反强迫"行为在儿童期很少出现。例如，患者知道总洗手不好，就反复地告诉自己"脏一点没关系"，而这种不断安慰自己的方式也是强迫行为。此外，与成年患者相比，儿童患者没有很严重的自我矛盾的焦虑体验（不想去做但又摆脱不了）。但若阻止儿童患者重复强迫行为，会引发他们的焦虑情绪，常见的表现是发脾气或者哭泣。此外，如果这些重复行为占据了太多精力和时间，也会影响睡眠、饮食和学习生活。例如，有些儿童患者会强迫计数，走路时会计算步数，上课时计算黑板上的字数，这些显然会影响他们正常的生活和学习。

要想预防儿童强迫症带来的危害，首先需要我们进行早期识别,即对一些敏感的强迫行为要保持火眼金睛。由于儿童处于快速发展的阶段,其强迫症状也容易发生变化,而且儿童大都不会主动倾诉苦恼和焦虑,这些都是我们识别强迫症状所面临的挑战。我们可以通过以下几个方面来识别:第一,正如上文提到的强迫行为严重时会影响儿童的睡眠、学习、交友、饮食等多个方面,如果儿童突然一段时间没有精神,成绩快速下降等情况,则需要引起重视。第二,检验儿童对行为被打断的痛苦程度,比如不让其捏特别喜欢捏的球、打断儿童重复检查书包,观察他们的情绪体验和痛苦程度是否偏于正常水平。第三,观察儿童是否有要求他人完成强迫行为,这也是儿童特有的替代性或感应性强迫行为,比如要求父母也要反复洗手,反复做一些仪式化的动作(如进家门前总要敲门)。

最后要说明的是,以上早期识别的方法只是参考,最后的诊断还是要依靠专业的医生来判断。希望大家都能重视儿童强迫症的问题,守护儿童的健康成长。

参考文献

[1] 司天梅,杨彦春. 中国强迫症防治指南[M]. 北京:中华医学电子音像出版社,2016:4 - 5.

[2] 郑毅. 儿童强迫症诊疗指南系列谈之一:儿童也会得"强迫症"吗?[J]. 心理与健康,2017(10):77 - 78.

[3] Black D W, Gaffney G R, Schlosser S, et al. Children of parents with obsessive compulsive disorder a 2 year follow up study [J]. Acta Psychiaterica Scandinavica, 2003, 107(4):305 - 313.

[4] 王冬梅. 儿童青少年强迫症研究进展[J]. 精神医学杂志,2010,23(3):238 - 240.

15 当生命不可承受之伤发生后……

创伤后应激障碍是一种对严重创伤的极端反应，其神经生物学因素主要包括海马的高活动性与大脑中恐惧回路的异常。目前，对创伤后应激障碍的心理治疗主要有暴露疗法和认知疗法。

电视剧《扪心问诊》中，咨询师 Paul 曾接待过一名有自杀倾向的来访者，这个 16 岁的女孩名叫 Sophie，是一位体操运动员。Sophie 在她的日常生活中拒他人于千里之外，没有可以倾诉的朋友，也找不到合适的方式与父母沟通。

在不断深入的谈话中，Paul 得知 Sophie 曾被教练哄骗着与其发生不正当的性关系。至此之后，她经常半夜不敢入睡，因为一睡着，那些恐怖的场景就会浮现在眼前。她有着强烈的愧疚与自责，认为自己"就是个该死的变态"。一想到此事，她就感到无法呼吸，如鲠在喉。这一段痛苦的回忆给 Sophie 造成了极大的伤害，甚至使她患上了创伤后应激障碍。

创伤后应激障碍（posttraumatic stress disorder，PTSD）是一种对严重创伤的极端反应，包括创伤性事件的浸入性再体验、回避与创伤有关的刺激、创伤后消极的心境和认知改变、唤醒度增高等症状。这一疾病的诱因主要为个体经历严重的创伤性事件,包括经历或目击真实死亡、威胁性死亡、重度受伤或性侵犯事件等。对于女性来说,性侵犯是导致 PTSD 最常见的创伤事件,至少有三分之一被强暴的女性都患有 PTSD。

那么,PTSD 是如何形成的呢?为什么有些个体经历创伤之后能够慢慢恢复过来,而有些个体迟迟无法走出阴影呢?这一答案或许与个体的神经生物学因素有关。正如上文所提,在 PTSD 患者的脑海中时常会浮现侵入性的创伤记忆。让我们不妨来想一想,什么脑区与记忆特别相关呢?没错,答案就是"海马"。海马负责着人们的记忆,特别是与情绪相关的记忆。

有研究者发现,PTSD 似乎与海马的高活动性有关;脑成像研究显示,PTSD 患者的海马体积小于非 PTSD 患者。但相关不等于因果,到底是因为海马体积小所以更容易罹患 PTSD,还是因为罹患 PTSD 导致患者海马体积缩小呢?一项关于同卵双胞胎的研究或许可以解答这一疑惑。参与这项研究的双胞胎们其中一个为越战退伍军人,而另一个则不是(参与研究的双胞胎不止一对,为了方便说明研究结果,以下假设哥哥参加了越战)。同卵双胞胎意味着哥哥和弟弟在生理结构、生长环境方面都十分相似,他们唯一主要的区别便在于哥哥参加了战争,经历了创伤性记忆,而弟弟没有。结果发现,弟弟的海马体积越小,哥哥退役后罹患 PTSD 的概率就越大,这意味着海马体积小于平均值的情况可能先于障碍而存在。先天的易感性因素(较小的海马体积)加之后天的环境刺激(战争),两者交互作用,导致了 PTSD 的产生。

除了海马以外,研究还发现 PTSD 的成因与大脑中的恐惧回路有关,包括杏仁核以及腹内侧前额叶。

杏仁核调节着条件恐惧的形成、表达以及情绪记忆的增强;而腹内侧前额叶则参与条件恐惧的消退和对消极情绪的抑制调控。有理论认为,腹内侧前额叶发挥着对杏仁核的抑制作用——个体的杏仁核越活跃,其恐惧情绪记忆就越深刻;而个体的腹内侧前额叶抑制功能越强大,杏仁核就会越抑制,个体对恐惧情绪的记忆就越不深刻。

目前对于 PTSD 的心理治疗主要有暴露疗法和认知疗法。有证据表明,暴露疗法对 PTSD 的治疗效果优于单纯的药物治疗;而认知疗法也可作为补充,帮助人们停止自责,重新鼓起勇气,自信面对生活。

暴露疗法的核心是迫使患者"置死地而后生"——患者害怕什么治疗师就给他呈现什么,让患者直面初始创伤的记忆和唤醒源,并在最初的焦虑和恐惧过后,意识到"这事没什么大不了",从而获得面对创伤的控制感,减轻个体对于创伤场景的焦虑、恐惧以及无助感。

认知疗法的核心则是帮助患者意识到"世界如此美好,我却如此负面,这样不好,不好"——一般来说治疗师会通过传授患者各种行为和认知策略,以增强他们管理与 PTSD 相关的情绪(如愤怒、焦虑、恐惧)的能力,这些技术可能包括放松训练、正念冥想、创伤教育等。

正如谚语所说,那些杀不死你的,终将使你更强大(What doesn't kill you makes you stronger)。对于一些个体来说,创伤唤醒了他们对生命的领悟,使他们重新关注生命中最重要的事。此外,创伤也能够迫使个体在克服逆境时发现自己的优势,让他们更能够在原有世界观被击碎后,重建更加包容、广阔的思考模式,学到更好的应对方式,并发展出新的智慧。

参考文献

[1] Bradley R, Greene J, Russ E, et al. A multidimensional meta-analysis of psychotherapy for PTSD[J]. American Journal of Psychiatry, 2015, 162: 214 - 227.

[2] Gilbertson M W, Shenton M E, Ciszewski A, et al. Smaller hippocampal volume predicts pathologic vulnerability to psychological trauma [J]. Nature Neuroscience, 2002, 5: 1242 - 1247.

[3] Kangas M, Henry J L, Bryant R A. Posttraumatic stress disorder following cancer: A conceptual and empirical review [J]. Clinical Psychology Review, 2002, 22(4): 499 - 524.

[4] Keane T M, Marshall A D, Taft C T. Posttraumatic stress disorder: Etiology, epidemiology, and treatment outcome[J]. Annual Review of Clinical Psychology, 2006, 2: 161 - 197.

[5] Resick P A, Nishith P, Griffin M G. How well does cognitive-behavioral therapy treat symptoms of complex PTSD? An examination of child sexual abuse survivors within a clinical trial [J]. CNS Spectrums, 2003, 8: 351 - 355.

[6] Shin L M, Rauch S L, Pitman R K. Amygdala, medial prefrontal cortex, and hippocampal function in PTSD[J]. Annals of the New York Academy of Sciences, 2006, 1071: 67 - 79.

16 睡觉的时候拳打脚踢是怎么了？

发生于快速眼动睡眠期的行为障碍，主要是将梦境付诸行动，容易造成自身或床伴受伤，并且会增加日后发生神经系统疾病的风险。由于大众认知度低，容易被忽略，需要及早就医，积极治疗。

深夜里，丈夫突如其来一拳打在了妻子脸上。妻子火冒三丈地坐起来，对着丈夫猛踢了几脚，大骂道："你几个意思？犯什么病？"

丈夫醒来，却一脸委屈道："我只是做了个梦，梦里在打拳击。"

随后的一段时间里，丈夫每到后半夜就会施展"武林高手"的招数，让妻子夜不能寐，甚至被丈夫从床上踢了下来。

两人实在不解，这到底是怎么一回事呢？

夫妻带着疑惑来到医院就诊，医生告诉他们，丈夫可能得了一种名为快速眼动睡眠行为障碍（rapid eye movement sleep behavior disorder，RBD）的疾病。

RBD 是什么？

人的睡眠可以分为快速眼动睡眠（rapid eye movement sleep，REM sleep）和非快速眼动睡眠（non-rapid eye movement sleep，

NREM sleep)两个部分。REM sleep 约占睡眠周期的 25％，但对于神经的生长和修复很重要，并且在这个时期，我们的脑电波、血压心率与清醒的时候类似，所以会产生清晰的梦境。

对于正常人而言，这个时期的肌肉张力被抑制，不会产生和梦境相关的动作。但是，如果肌肉张力的机制损害，人就会出现与梦境相关的行为，这种行为往往带有伤害性。出现这种症状的疾病即为快速眼动睡眠行为障碍（RBD）。

RBD 可分为继发性 RBD 和特发性 RBD。继发性 RBD 可能是服用某些药物引起的，也可能是由于某些颅脑病变所导致的。但如果找不到病因，就可称为特发性 RBD。RBD 的发病率为 0.38％～2.01％，多见于老年男性，60 岁以上的人群可以达到 2％，其发病机制与脑干部位 REM sleep“触发器”调节失灵有关。由于较为罕见，在生活中遇到这种情况多将其归于睡觉不老实等其他原因。

RBD 的症状有哪些？

RBD 的症状主要是将梦境付诸行动。例如，如果梦到自己在打架，可能会在床上拳打脚踢。此外，讲梦话、大笑、咒骂、敬礼、扔被子等复杂行为也都有可能出现，大多数发作持续不到 1 分钟。若发作得很激烈，患者可能会被惊醒。

RBD 的症状通常出现在后半夜，因为后半夜 REM sleep 较多，梦境往往是恐怖且不愉快的。若从床上掉下来或者撞到物体，则会造成损伤，影响到自身和家人的安全。

RBD 有哪些危害？

从短期来说，RBD 产生的暴力行为会使患者或者家人受伤。从长期来说，这种疾病有可能在多年后发展成为神经系统变性疾病，如帕金森病、路易体病、多系统萎缩等。

国外研究者随访追踪 44 名 RBD 患者，5 年后约 45% 的患者转化成了神经系统类疾病，12 年后转化率高达 82%。研究表明，RBD 是痴呆和帕金森病的常见症状之一，对这两种疾病的发生有较强的预测作用。

因此，当患者出现了相关症状，一定要及时就诊。临床上，常通过多导睡眠监测仪来监测患者晚上的行为，从而判断是否存在 RBD 症状。

注意事项

如果你或者家人得了 RBD，应该注意什么呢？

（1）床边避免摆放易碎或危险性物品，如灯具、闹钟、手机、刀具等。

（2）采取适当的保护措施，如在床周围、地板上铺上垫子，或使床尽量靠近墙。

（3）如果暴力性行为较多，最好单独睡觉，保护家属安全。

（4）全面检查，及时就医，以排除神经系统变性病。

> **参考文献** <

[1] 李璐，李振光. 快动眼睡眠行为障碍的诊断与干预策略[J]. 国际神经病学神经外科学杂志，2017，44(5)：558 - 563.

[2] Schenck C H，Boeve B F，Mahowald M W. Delayed emergence of a parkinsonian disorder or dementia in 81% of older men initially diagnosed with idiopathic rapid eye movement sleep behavior disorder：a 16-year update on a previously reported series[J]. Sleep Medicine，2013，14(8)：744 - 748.

恒定系统、生物节律和觉醒系统是决定睡眠-觉醒的三大体系,彼此之间作用失衡是造成失眠的主要原因。从这三个方面出发,检视一下自己的睡眠及生活状态,就会知道自己为什么会失眠。

睡眠是人类的基本生理活动之一,但对于很多人来说,"睡个好觉"却成为一件特别奢侈的事。2018 年,中国睡眠研究会公布的睡眠调查结果显示,中国成年人失眠发生率高达 38.2%,超过 3 亿中国人有睡眠障碍。那么,人为什么会失眠呢? 这就要从睡眠-觉醒的调节机制说起。现有研究提示,睡眠是恒定系统、生物节律和觉醒系统三大体系相互作用的结果。

恒定系统

恒定系统又称睡眠稳态调节系统,是指在清醒期,睡眠压力会逐渐增加,产生睡眠负债,为了调节睡眠负债状态,机体会主动进入睡眠状态。睡眠债在觉醒时增加,在睡眠时消失,从而保持机体处于稳定状态。因此,恒定系统调控睡眠时间,即清醒时间越久,睡眠驱力越强,就越想睡觉。恒定系统的主要调节物质是腺苷。在长时间觉醒过程中,腺苷在脑内聚集可能是睡眠稳态发生的生理基础,其聚集的部位主要集中在基底前脑。

以下几种状况是影响恒定系统运作的常见原因。白天缺乏足够的体力或脑力消耗过多,导致睡眠驱力累积不足;白天小睡或打盹过长,用掉睡眠驱力;为克服失眠,而提早上床或延后起床时间。前两项较易了解,也是失眠患者比较容易改善的部分。白天若是缺乏活动,或有太多的睡眠,到了晚上可能会觉得缺乏睡意,不易入睡。因此,失眠者常听到的建议便是多运动、白天不要午睡等,这是有道理的。

很多人不能理解第三点,很多受到失眠困扰的人,经常做的事就是提早上床,希望自己早点入睡,或是因为晚上没睡好,希望早上多睡一点。然而,这种做法是错误的。举例来说,一个需要 7.5 小时睡眠的人,在失眠后,开始提前睡觉和延迟起床,晚上 10 点就上床,早上 7 点才起床,在床上躺了 9 小时,但他的睡眠需要是固定的 7.5 小时,这多出来的 1.5 小时,就是躺在床上无法入睡,制造了一个"失眠"的假象。所以,提前睡觉或延迟起床让患者以为自己又失眠了,而实际上是患者躺床上时间太长了,即"躺越久,失眠越久"。

昼夜节律

昼夜节律的周期接近 24 小时,又称为生物钟,能够独立于外界环境而维持自身节律,同时其相位又受环境信号的调节。昼夜节律的中枢位于下丘脑前区的视交叉上核及其邻近结构。影响昼夜节律最重要的环境因素是光照,而内源性因素则是褪黑素和年龄。褪黑素的分泌有明显的昼夜节律,是促进睡眠的重要物质。但随着年龄增长,褪黑素的昼夜节律变得不再那么明显。

实际上,人类的生物钟周期并非 24 小时,而是 24.18 小时,人体需要每天重置 24 小时节律，以保持与外部环境的同步。因此，生物钟有向后延迟的自然倾向，当内在生物钟不受任何外力干扰时，会自然而然地晚睡晚醒。

既然内在生物钟的循环是大于 24 小时的，那为什么我们可以在 24 小时里安然度日呢？那是因为除了内部生物钟外，环境刺激也会影响生物钟的运作，这些刺激中最重要的因素是光线。正如原始社会的"日出而作、日落而息"，我们的生理时钟与地球自转的规律同步。

然而，繁忙文明的生活，纵使可以日出而作，往往无法日落而息，造成现代人生理时钟无法稳定运作。加上光线暴晒的混乱，尤其晚上更是暴露在日光灯、电视、电脑等各种亮光下，使得身体无法意识到已经日落了。生物钟不稳定就会导致睡眠不安稳，睡眠时相延迟，出现上床时间睡不着，早上又起不来的情形。

觉醒系统

人类觉醒状态的维持与网状结构上行激活系统及其他脑内觉醒系统活动有关。网状结构位于脑干，接收各种感觉，再传输到中枢神经系统的各个区域。网状结构的活动直接影响睡眠、觉醒和警觉等，是维持清醒状态最重要的生理结构。刺激网状系统，可以使睡眠中的个体迅速觉醒，避免个体在睡眠状态受到攻击，与睡眠机制产生拮抗作用，让个体无法入眠。

很多失眠的人都有体会，明明自己作息规律，习惯良好，到了时间也想睡，但为什么一躺下去脑子就转个不停，无法入睡呢？这就是觉醒系统在起作用了。现代人压力的来源与原始生活已经不同了，上班族要完成 KPI（关键绩效指标考核）、学生要考试、新婚夫妇总是吵架……人类会利用发达的前额叶，思考白天发生过的争吵与情绪,或是烦恼明天的工作,不知不觉中,觉醒系统就活跃起来了。当我们侦测到压力时,即便需要休息,觉醒系统一样被唤起,睡眠系统被压抑。因此,虽然躺在床上,身体却始终处于高度戒备状态。

或许你没有什么压力,但还是睡不着。不妨回想一下:你睡觉之前在想什么?你是否在想"今天晚上是不是能睡着?"这个想法算不算一种压力?倘若,你十分看重失眠的后果,认为睡不好会严重影响你的健康及情绪,那么你的清醒机制仍会启动。这样,担心失眠成了失眠的成因,形成恶性循环。

在了解了调节睡眠-觉醒的三个系统后,你可以检视一下自己的睡眠及生活状态,看看自己为什么会失眠。

> 参考文献 <

[1] 赵忠新. 睡眠医学[M]. 北京:人民卫生出版社,2016.
[2] Michael L P, Carla J, Michael T S, et al. 张斌,译. 失眠的认知行治疗逐次访谈指南[M]. 北京:人民卫生出版社,2012.

18 有人不会吃饭？

古语云："民以食为天。""吃"是所有生物的本能。曾经，解决 10 亿人民的吃饭问题是我们面临的头等大事。但是在现代社会中，却有人因为"不会吃"，或者"吃得方式不对"造成大问题，甚至可能成为一种致死性疾病！这就是进食障碍。

我们在媒体中或多或少听说过进食障碍（eating disorders）或厌食症等词汇，并常常会联想到骨瘦如柴的形象。那么，什么是进食障碍呢？进食障碍属于心身疾病，多发于青少年和年轻女性，是以进食行为异常，对食物和体重、体型过度关注为主要特点的一组疾病。进食障碍是一组疾病的总称，不仅包括厌食症，还包括了贪食症、暴食症等。

厌食症，又称神经性厌食，这类患者强烈恐惧体重增加，对体重和体型极度关注，有意去降低自己的体重，导致机体营养不良。厌食症最大的特点是体重过低，由于营养不良或其他并发症导致的死亡率高达 5%～20%，是精神科中死亡率最高的疾病。贪食症，又称神经性贪食，这类患者会出现反复发作性、不可控制的暴食，并在暴食后采取诱导呕吐、过度运动、禁食、药物滥用等代偿行为来抵消体重的增加，这些行为与患者对自己体重、体型的过度关注和不恰当评价有关。暴食症,又称暴食障碍,患者反复发作性暴食而不采取抵消体重增加的行为,因此暴食障碍患者容易出现肥胖。

进食障碍离我们有多近?

进食障碍多见于女性。国外数据中,厌食症的终生患病率为 0.6%,在积极治疗后,10 年病死率仍高达 6.6%,30 年病死率达到 18%。贪食症的终生患病率在 1.0%。暴食症在女性中终生患病率为 1%~3.0%。国内相关数据较少,2019 年,有流调数据提示,进食障碍总患病为 0.1%,由于病例数太少,数据存在被低估的可能。上海市的流行病学调研表明,成人神经性厌食的期间患病率为 0.032%,神经性贪食的期间患病率为 0.017%(上海成人流行病学调查,2008.12—2009.5);儿童青少年进食障碍的患病率为 1.4%,其中,小学生为 1.3%,初中生为 1.1%,高中生为 2.3%(上海儿童青少年流行病学研究,2011—2012)。

人为什么会得进食障碍?

进食障碍发病的原因非常复杂,与生物、心理、社会文化等多个因素相关,也受到遗传和环境因素的影响。目前遗传学研究发现,5-羟色胺系统、去甲肾上腺系统、多巴胺系统等的基因变异可能与进食障碍有关。影像学研究发现,厌食症患者的一些脑区结构或功能存在改变,包括垂体、杏仁核、前扣带回等。

进食障碍的发生和发展可能与脑内的奖赏机制有关。在神经性厌食症中,吃较少的食物被视为奖赏,而在神经性贪食症中,暴食期间摄入大量食物旨在减少患者的负面情绪状态。此外,最近的研究表明,一些饮食行为的生化稳态调节因子也参与了奖赏机制的调节,表明进食障碍者的异常行为和错乱的奖赏机制之间存在联系。特别是神经性厌食症或暴食症患者,瘦素和胃饥饿素的变化不仅代表了对能量平衡改变的稳态适应,还有助于获得和(或)维持持续饥饿、暴饮暴食和身体过度活动。

个性特征也会影响进食障碍的发病。自我评价低、难以表达负面情绪、取悦别人、追求完美、难以处理与父母的关系、依赖性强等特征都会增加进食障碍的发病风险。

社会因素在进食障碍的发病中有重要作用。自从西方"瘦文化"进入我国成为主流审美后,进食障碍的发病率呈明显上升趋势。以"瘦"为美给女性带来了巨大压力,她们更可能通过控制自己的体重来让自己更加完美,因而发展成为进食障碍。

家庭因素是进食障碍发生和发展的重要因素。父母对子女过度保护和控制,甚至对子女强加个人价值观,使子女觉得缺乏自主权,而拒绝进食则成为子女反抗父母控制的一种手段。有理论认为,进食障碍是回避家庭矛盾、维护家庭稳定的一种机制。孩子拒绝吃饭,可能是让父母关注自己,从而让分裂的家庭重新聚合在一起。

总之,进食障碍的发病因素非常复杂,是多个因素综合作用的结果。如果发现周围有人过度节食、过度减肥或突然吃很多东西,需要引起警惕。进食障碍是一类治疗非常困难的疾病,需要及时到专业机构就诊。而健康饮食,应从每餐按时、按量吃饭开始。

> ⟩⟩ 参考文献 ⟨⟨

[1] 李凌江,陆林. 精神病学第 3 版[M]. 北京:人民卫生出版社,2015.
[2] Huang Y, Wang Y, Wang H, et al. Prevalence of mental disorders in China: a cross-sectional epidemiological study[J]. Lancet Psychiatry, 2019, 6(3): 211 - 224.

怎么和游戏为王的孩子沟通？

游戏障碍（俗称游戏成瘾）已被列入疾病范畴，主要表现为失控性游戏行为，明知继续游戏有害仍然无法停止，并可能伴有学业下降等功能损伤。孩子过度游戏行为存在多种可能的原因，如焦虑抑郁、同伴影响、游戏带来的成就感、人际关系技能缺乏、逃避现实困难等，了解并帮助孩子解决现实困难是与这些孩子沟通成功的起点。

玩手机、玩游戏已经成为主要的娱乐方式，经常有家长求助："孩子只想着打游戏，其他事情都不管不顾了，家长说两句还要激起世界大战了，医生我该怎么办。"

青少年过度游戏的趋势越来越严重，深受困扰的孩子常常出现学业下降、社交活动减少，甚至身心健康的问题。临床及科研专家经过研究与讨论，认为过度游戏行为在临床表现、转归、干预，甚至发病机制上类似于成瘾。因此，为了更好地规范过度游戏行为的诊断、治疗及干预，2018 年 6 月，世界卫生组织将"游戏障碍"列入疾病分类标准中。青少年是该疾病的高发群体，目前主要依靠社会心理干预手段辅助治疗。许多家长不知道如何解决过度游戏行为，我们针对这些问题，提供一些小技巧供家长参考。

适度引导

首先，切勿过度担心孩子玩游戏、使用手机等行为，而应适度引导孩子使用电子产品。

随着互联网及电子产品的普及，电子产品及游戏已经成为我们生活中不可或缺的部分。适度游戏能够提高孩子的团体精神、促进智能发展。家长应该充分意识到电子产品与游戏的两面性，从使用电子产品以及游戏的种类、时长、参与程度上去引导孩子，建立孩子对这些产品的正确认识，并帮助他们培养自控力。

初步判断

其次，如果不确定孩子是否有过度游戏行为，可以先通过以下方面初步判断：① 孩子玩游戏的行为呈现为一种不可控的状态，比如玩游戏的时长、频率、种类等不受控制，甚至因此撒谎以获得玩游戏的更长时间或更多金钱；② 玩游戏已经完全占据了孩子的生活，甚至超过了正常的学习或日常活动，比如以前兴趣爱好都不做了，不愿意上学或与他人外出社交，更希望把时间和精力放在游戏上；③ 孩子因为过度游戏已经影响了学习、生活、社交等方面；④ 玩游戏已经成为一种惯有的行为模式，并持续很长一段时间（如数月）。如果符合以上描述，那孩子可能已经达到游戏障碍的诊断标准。此时，家长应当咨询专业的精神科或成瘾科医生，进一步评估与诊断，并及时获取帮助。

过度游戏问题可能只是其他问题的一个外在表现

情绪障碍、注意力缺陷多动障碍、社交恐惧、焦虑障碍的孩子可能会出现过度游戏行为。除了注意到孩子有过度游戏的行为，家长也要注意观察孩子是否存在社交困难、过度内向、人际关系敏感、心情沉闷、情绪高涨、注意力集中困难、多动等症状。如果发现原发性精神障碍或心理困难，应当及时到精神科或心理科咨询。

家长应如何与孩子沟通

家长会觉得与打游戏的孩子沟通非常困难。有一些原则和实用的技巧供您参考。保持与孩子平等、深入、启发式、经常性的沟通，建立良好的亲子互动关系。针对过度游戏的问题，首先要详细了解孩子打游戏的具体动机（如娱乐活动、社交需求、追求游戏中的成就动机、喜欢沉浸在游戏中的感觉等等），根据游戏的动机适度引导孩子打游戏是否真的可以满足自身的需求。此外，引导孩子思考游戏带来的利益和损失，一起分析游戏的利弊。最后，与孩子详细商讨，寻找其他的活动或方式满足孩子的"游戏动机"，引导孩子情绪表达、人际交往、成就方向等。如果在沟通过程中，发现有更严重的问题，应及时寻求专业的帮助及支持。

游戏障碍的处理应当遵循预防为主、防治结合的治疗原则

针对青少年高发群体，结合健康游戏的科普教育，在学校内进行游戏障碍的筛查及心理教育，能够有效降低该疾病的发生。对于已经发展成为游戏障碍的患者，应当到精神专科或成瘾专科寻求帮助，同时结合社会心理干预、处理共病的综合治疗，将对改善游戏障碍患者预后有益。此外，家庭教养、人际关系模式、负性情绪、较低的自我效能感等都是游戏障碍发生及复发的高危因素，应当针对这些因素进行综合处理，能够有效预防游戏障碍复发。

游戏是古老的话题，具有两面性，希望游戏给每个孩子及其家庭带来益处，而非受困于过度游戏的负面影响。

参考文献

[1] Euihyeon N，Hyeseon L，Inyoung C，et al. Comorbidity of Internet gaming disorder and alcohol use disorder：A focus on clinical characteristics and gaming patterns[J]. American Journal on Addictions，2017 Jun；26(4)：326－334.

[2] Alexandra T，Mark D G，Xavier C，et al. Treatment efficacy of a specialized psychotherapy program for Internet Gaming Disorder[J]. Journal of Behavioral Addictions. 2018，7(4)：939－952.

衰老中的脑康复

1

抗衰老：还在靠吸烟提神？吸烟不仅伤肺，还伤脑！

尼古丁导致成瘾的主要机制涉及奖赏效应和多巴胺的作用。尼古丁进入人体后，到达大脑与中枢神经系统的尼古丁型乙酰胆碱受体结合，促进多巴胺的释放，使人产生愉悦感。时间一长，大脑产生奖赏效应，成瘾者需要更频繁地获取尼古丁来产生这种愉悦感。同时，长期吸烟还可能导致大脑皮层变薄，导致大脑萎缩。

吸烟危害健康，这是一个老生常谈的话题。很多烟民都知道吸烟对身体有负面的影响，二手烟对周围的人会造成危害，但是就是狠不下心戒烟。大部分人十几岁就开始抽烟，觉得目前身体挺好的，就抱着侥幸心理："抽烟没什么害处，看我抽了那么多年，也没出什么大问题！"事实上，抽烟的危害是潜移默化的，身体会随着体内毒素的累积，发生一定的变化。

吸烟的害处众多：包括引起慢性呼吸系统疾病、恶性肿瘤、心血管疾病以及对精神和生殖健康的影响。近年来，科学家们发现，抽烟还会对大脑产生许多影响。

首先，让我们来了解一下吸烟的成瘾机制，可谓与大脑息息相关。

烟草依赖已被认为是一种慢性疾病，而病变部位正是大脑。

尼古丁成瘾的秘密主要在于奖赏效应和多巴胺。仅仅 0.5 毫克的尼古丁，就会使人上瘾，而平均一支烟的尼古丁含量超过 0.5 毫克。位于中脑边缘系统的多巴胺奖赏回路与药物依赖的关系最为密切。尼古丁通过吸入的方式进入人体，只需要 10 秒钟就可以到达大脑并与中枢神经系统的尼古丁型乙酰胆碱受体结合，促进多巴胺的释放，使烟民们产生"愉悦"的感受。时间长了，大脑就会产生"奖赏"，而记住这样的效应，成瘾者会更频繁地获取尼古丁来产生这种愉悦感。因此，许多烟民觉得抽烟可以提神、缓解压力，这些恰恰都是烟草依赖的表现。

尼古丁的半衰期为 2 至 3 小时，当成瘾者停止吸烟时，体内尼古丁浓度迅速降低，致使他们不能再体验到愉悦感，并可能出现如精神不振、萎靡无力等戒断症状。事实上，在成瘾之后，尼古丁带来的愉悦感非常有限，烟民们也只是为了避免戒断症状的不适才继续吸烟的。一般来说，只需要 1 个月内完全不接触尼古丁，体内尼古丁完全稀释代谢，就脱离了对尼古丁的药物依赖。如果还有烟瘾，那通常来自心理依赖。

除了造成烟瘾，相比非吸烟人群，早年开始吸烟的人到了晚年后，记忆力和认知灵活性会明显降低。也有研究者发现，阿尔茨海默病（老年痴呆）的发生与吸烟有关。这是因为在吸烟的过程中，大脑的灰质和白质，也就是大脑的体积会变小，大脑皮层变薄，开始提前萎缩，相关的功能也会发生改变。不仅如此，吸烟和大脑皮层厚度之间存在着剂量效应关系——吸烟的量越多，大脑皮层厚度的减少得越明显。在不吸烟的成年人中，大脑皮层的厚度会随着年龄的增长而缓慢减少，而吸烟则会加快这一过程，进而加速认知能力的降低。一旦大脑皮层受到损伤，其恢复到正常状态可能需要长达 25 年。所幸的是，戒烟后，随着戒烟时间的增加，变薄的大脑皮层会部分恢复。

因此，一开始就不吸烟是最好的，但如果能及时戒烟，任何时候都不算太晚。

> 参考文献 <

［1］Karama S，Ducharme S，Corley J，et al. Cigarette smoking and thinning of the brain's cortex［J］. Molecular Psychiatry，2015，20：778－785.

［2］Sutherl，Matthew T，Riedel M C，et al. Chronic cigarette smoking is linked with structural alterations in brain regions showing acute nicotinic drug-induced functional modulations［J］. Behavioral and Brain Functions，2016，12：16.

［3］Duriez Q，Crivello F，Mazoyer B. Sex-related and tissue-specific effects of tobacco smoking on brain atrophy：assessment in a large longitudinal cohort of healthy elderly［J］. Frontiers in Aging Neuroscience，2014，6：299.

2

抗衰老：晒晒太阳，让大脑更健康

晒太阳对人体健康有重要作用。阳光能够帮助体内维生素 D 的合成，预防骨质疏松，还可以通过非视觉通路影响大脑，改善情绪和认知功能，增强学习和记忆能力。这是因为光照刺激身体产生血清素（5-羟色胺）和褪黑素，同时也促进血液中的尿刊酸（urocanic acid）含量显著增加，调节体内生物钟，并激活运动学习以及记忆相关的脑内神经环路。由此，晒太阳不仅能改善躯体健康，还有利于大脑健康。

以上班族为代表的现代人，在室内滞留的时间越来越多。与欧美人习惯不同，国人似乎不太喜欢晒太阳，即使出门，一些爱美的女性也总是用遮阳伞、遮阳帽把自己全副武装起来。但是，正如植物的生长离不开光合作用一样（植物的血液——"叶绿素"需要阳光才能合成种种物质），人体也需要阳光的照射才能拥有健康的身体。阳光能够帮助体内维生素 D 的合成，预防骨质疏松。补充维生素 D 有两种途径，一种是口服维生素 D，另一种是晒太阳。而人体内源性维生素 D 大约有 80% 在皮肤表皮合成，仅 20% 是从食物中摄取，可见光照对骨骼健康的重要性。

近年来，随着研究的深入，科学家发现，晒太阳不仅对躯体健康有重要作用,光照还通过非视觉通路影响大脑,改善情绪和认知功能。

首先,我们先来了解一下"昼夜节律"。从古至今,人类日出而作,日落而息,与其他哺乳动物一样,人类的大部分行为和生理现象具有内源性的昼夜节律性,如觉醒、血压、心率、呼吸、体温、免疫和神经内分泌活动,甚至细胞分裂等,这是自然选择和长期进化过程中保存下来的适应性特征。在长期进化过程中,生物机体内也发育分化出了特殊结构——生物钟(circadian clock),来协调上述生理活动的昼夜节律。

光线对于调节昼夜节律至关重要,白天充足的光照可以巩固和提高夜间的睡眠效率,增加白天的清醒度,减少夜间的躁动。这是因为光线照射(尤其是阳光照射)会刺激身体,产生最高水平的激素和神经递质用来调节生物钟。白天光照过少与晚上人造光照过多会影响晚间的睡眠质量。血清素(5-羟色胺)是最易受光照影响的重要神经递质之一。它有助于产生快乐与幸福感,改善抑郁情绪。而另一种神经递质——褪黑素,是由白天所分泌的血清素生成的。如果白天血清素的分泌量少,生成的褪黑素就会随之变少,夜晚就不容易入睡,或是造成无法熟睡等睡眠障碍。反之,早上沐浴在晨光里,就不会再分泌褪黑素,而是开始分泌血清素与去甲肾上腺素,让人清醒。因此,晒太阳对调节体内生物钟的功能、提高睡眠质量、缓解抑郁情绪都具有重要意义。

最新研究显示,日光照射动物皮肤后,会显著增加血液中的尿刊酸含量。随后科学家发现,增加的尿刊酸可以透过血脑屏障进入大脑神经细胞,并通过一系列的生物代谢酶最终转化成谷氨酸。细胞内的谷氨酸在运动皮层及海马区的神经末梢释放,激活了与运动学习和记忆相关的脑内神经环路,从而增强动物的运动学习和物体识别记忆能力。在大脑内,谷氨酸具有参与细胞内蛋白合成、能量代谢以及兴奋性神经信号传递等多种重要的生理功能,这也是继 80 年代之后再次发现的新的脑内谷氨酸生物合成通路。

当然,晒太阳不是说在阳光下连续暴晒几个小时。由于玻璃会阻挡中波紫外线的透过率,使维生素 D 的合成受阻,建议选择一天之中紫外线强度偏低的时间段(如上午 10 点前或下午 4 点左右)进行约 30 分钟的适当的户外锻炼。如果皮肤比较敏感,应该适当涂抹防晒产品。总的来说,短时非敏感部位的皮肤暴露在阳光下是非常安全的,所以选择合适的时间段、合适的部位、合适的时长才能避免晒伤、晒黑,又能享受晒太阳带来的益处。

》 参考文献 《

[1] Zhu H,Wang N,Yao L,et al. Moderate UV exposure enhances learning and memory by promoting a novel glutamate biosynthetic pathway in the brain[J]. Cell, 2018, 173:1716 - 1727.e17.

[2] Kiyohito, Fonseca M S, Murakami M, et al. An effect of serotonergic stimulation on learning rates for rewards apparent after long intertrial intervals[J]. Nature Communication,2018,9:2477.

[3] Son J, Shin J. Bimodal effects of sunlight on major depressive disorder[J]. Comprehensive Psychiatry, 2021, 108:152232.

3 抗衰老：睡"美容觉"好处多多

睡眠有助于大脑清除代谢废物，如 β-淀粉样蛋白和 tau 蛋白。在深度睡眠时，大脑的类淋巴系统将新鲜的脑脊液与富含废物的脑间质液混合，并将液体和废物冲出大脑，进入全身循环，从而降低神经细胞的损伤与罹患阿尔茨海默病的概率。所以，为了身体和大脑的健康，保证规律的睡眠非常有必要。

睡觉是大部分人每天都要做的一件大事，也是几乎所有动物生命中不可缺少的一部分。睡个好觉有助于增强免疫功能、防止体重增加、提高学习效率、缓解焦虑情绪。一夜好眠能让人神清气爽，但是如果晚上睡不好，第二天就会身心俱疲。众所周知，晚上10点到次日凌晨2点是所谓的"美容觉"时间，睡美容觉可以改善皮肤状态、祛除黑眼圈，而科学家也已经证实，胶原蛋白中的牺牲性细纤维确实在晚上睡眠过程中可得到修复，可见睡"美容觉"好处之多。

然而，近年来，"不好好睡觉"似乎已经成了当下年轻人的代名词之一。"报复性熬夜""996""社畜"……有的人周围竞争压力大，通宵不睡也要把工作做完；有的人喜欢上夜班，晚上赚钱，白天的时间可以自由安排；有的人白天上班辛苦，晚上回家打游戏看剧补回"快乐感"。大家都知道熬夜伤身，但却又不够了解熬夜的危害。

为什么我们总是在强调睡眠的重要性？近十几年的研究发现，睡眠和大脑神经健康之间存在着双向影响。前一天睡眠不足会直接导致第二天精神不足，注意力、记忆力和执行功能相应下降，尤其是对大脑的复杂高级认知功能，如进行计划、认知控制和推理影响很大。

其实，睡觉的时候，大脑并不是在休息，而是在高度活跃地进行"废物管理"的工作。大脑神经元和胶质细胞有很高的新陈代谢率并产生大量废物，即毒性蛋白（β-淀粉样蛋白和 tau 蛋白），我们所熟知的阿尔茨海默病正是因为大脑中堆积了过多的 tau 蛋白，让大脑丧失了正常的功能。脑包含两套淋巴系统：脑膜淋巴系统和类淋巴系统，前者的脑膜血管负责将液体和免疫细胞带到颈部深层淋巴结，并最终进入全身循环；后者将"新鲜"的脑脊液与富含废物的脑间质液混合在一起，并将液体和废物冲出大脑，进入全身循环，而这种"冲洗"的过程只会在深度睡眠中发生。

在 2020 年发表于《神经生理学》杂志的一项研究中，科学家们研究了平均年龄 22.3 岁的健康男性在夜间保持清醒的影响，也就是我们所说的"熬夜"。受试者可以玩棋牌游戏、看电影、聊天，就是不能睡觉。这些要求是不是很形象地再现了很多当代大学生的生活？研究人员在熬夜期间（第一天晚上 10：30 至第二天早上 7 点）记录这些受试者的大脑放电情况，与他们正常睡觉时的大脑脑电进行对比，同时采集受试者熬夜后的血液样本进行血液分析。

研究结果显示，一晚上没睡的受试者从晚上熬夜开始到第二天早上期间，血液中的 tau 蛋白逐渐增加。另外，这个研究组的另一项研究也发现，熬一次夜就会让人们血液中的神经元和大脑胶质细胞损伤的标志物水平明显上升。两项结果都再次证明了熬夜会增加神经细胞损伤与罹患阿尔茨海默病的概率。所以，为了身体和大脑的健康，保证规律的睡眠非常有必要。

最后，附上几个帮助好眠的建议：① 保持睡眠的规律；② 保持环境温度适宜，舒适安静；③ 睡前不玩手机或者其他电子设备；④ 进行规律锻炼，但睡前 1 小时应避免剧烈运动，可在睡前做一些放松拉伸；⑤ 注意饮食，睡前避免摄入咖啡因和酒精，不吃夜宵。

如果发现多次出现无法入眠或睡眠质量不高等情况，也要及时关注并向神经内科、精神科等专科门诊寻求帮助。

······· ❯ 参考文献 ❮ ·······

[1] Chang J，Garva R，Pickard A，et al. Circadian control of the secretory pathway maintains collagen homeostasis[J]. Nature Cell Biology，2020，22：74 - 86.

[2] Benedict C，Blennow K，Zetterberg H，et al. Effects of acute sleep loss on diurnal plasma dynamics of CNS health biomarkers in young men[J]. Neurology，2020，94：e1181 - e1189.

[3] van Alphen B，Semenza E R，Yap M，et al. A deep sleep stage with a functional role in waste clearance[J]. Science Advance，2021，7（4）：eabc2999.

[4] Komaroff A L. Does sleep flush wastes from the brain？ [J]. JAMA，2021，325：2153 - 2155.

4 一起冥想，让大脑慢慢变老

正念冥想是一种心性锻炼法，通过呼吸，在一呼一吸之间，把注意力有意识地专注于当下，体会轻松、平和、清醒的感受。我们的大脑在享受平静的同时，也在发生着细微的变化。冥想可以减缓大脑皮质组织衰退的速度，并增厚与注意力和情绪相关的大脑皮层，同时缩小与恐惧相关的脑区，抑制涉及悲伤等负性情绪的相关脑区活动。因此，正念冥想可以延缓衰老，消除压力和焦虑情绪，达到修身养性、促进健康的效果。

根据第七次全国人口普查数据显示，我国 60 岁及以上人口比重达到 18.7%（其中 65 岁及以上人口占 13.5%），较 2020 年上升了 5.44 个百分点，这表明我国人口老龄化程度进一步加深。伴随着年龄的增长，不少慢性疾病也逐渐出现在了老年人的生活中，如高血压、糖尿病、老年痴呆、老年抑郁等，这些疾病均从不同程度上影响了老年人的生活质量和社交活动。世界卫生组织《关于身体活动和久坐行为的指南》中指出"身体活动对人体有益"。对老年人来说，健身活动对降低死亡率、缓解心脑血管疾病、促进心理健康都有好处。

然而，对于本就患有某些基础疾病，或者存在某些客观因素而无法进行身体活动的老年人来说，强制他们进行运动反而可能带来危害，如意外所致的运动损伤、突发心脏疾患等。对于进行身体运动存在一定风险的老年人，我们向大家推荐一种不需要进行运动，也不会引起过多情绪激动的方法——正念冥想！

正念冥想（mindfulness），一种心性锻炼法，源于古老的东方禅修文化，它有着许多的好处，如改善慢性疼痛、消除压力和焦虑情绪、增强记忆力、改善失眠等。由此可见，正念冥想对心身健康均有着一定的好处。那么如何进行冥想呢？正念冥想的好处是不是存在科学依据呢？

如何进行冥想？

这里给大家介绍冥想练习技能中最简单且最具普适性的一种深度呼吸方法——腹式呼吸。深度呼吸既可以是选择坐位进行，也可以在卧位进行。这种呼吸方式在我国古代就已存在，并且备受唐代名医孙思邈推崇，即其所称"引气从鼻入腹，吸足为止，久住气闷，乃从口中细细吐出，务使气尽"的呼吸方式。你可以尝试这样做：轻柔地闭上眼睛，双手自然垂落在身体两侧；慢慢地将注意力集中到呼吸上，不需要刻意调整呼吸节奏，也无需控制呼吸，只需要单纯地体验呼吸；清醒地吸入空气，缓慢地呼出空气；在一呼一吸之间，感受当下，把一切都放下。当然，这里仅仅介绍了冥想练习中的一种，如果大家对于正念冥想十分感兴趣，在这里推荐大家一部 Netflix 出品的剧集 *Headspace: Guide to Meditation*，每集都展示了一种不同的正念技巧，有助于进行冥想练习。

是否有科学依据支持正念冥想？

近年来有不少科学家对正念冥想进行研究，并且发现其对于缓解衰老存在一定的作用。2013 年，哈佛医学院的一项研究对比了经常参加冥想的女性与未进行冥想的女性在同年龄段的染色体端粒长度和端粒酶活性。结果发现，常年参加冥想活动女性的端粒酶长度和活跃程度都比对照组年轻化。端粒结构存在于人体细胞的染色体两端，会在基因复制转录过程中因耗损而缩短。细胞分裂复制一次，端粒的长度就会缩短一点，意味着生物体的逐渐衰老。前面提到的 2013 年的研究也就证明了，冥想在细胞水平上对健康的作用。

另一项关于冥想的研究是对 20 位冥想者和 15 位非冥想者进行了脑部的磁共振扫描。这些冥想者在过去的 9 年里，每周大约进行 6 小时的冥想练习，最后的结果发现，与同龄的非冥想者相比较，冥想者的大脑右侧前叶和前额叶皮质区域更厚，40～50 岁冥想者的皮质层厚度相当于非冥想者 20～30 岁的皮质层厚度，说明冥想有可能减缓年龄增长带来的大脑皮质组织衰退。此外，还有诸多相关研究发现，正念冥想训练可以不仅改变脑电活动，还可以改变大脑的结构，使负责注意力与情绪的大脑皮层增厚，与恐惧相关的脑区变小，甚至可以减缓与悲伤等负性情绪相关的脑区活动，抑制炎症反应。

综上而言，正念冥想是一种适用于老年人的方法，建议大家根据自身情况，选择合适自己的冥想练习，一起让大脑慢慢变老！

》 参考文献 《

[1] Elizabeth A H，Maxine M C，Esther O，et al. Loving-Kindness Meditation practice associated with longer telomeres in women[J]. Brain Behavior and Immunity，2013，32：159－163.
[2] 王云霞,蒋春雷. 正念冥想的生物学机制与身心健康[J]. 中国心理卫生杂志,2016,30(02)：105－108.

颈椎病与脑，不得不说的故事

当代人最离不开的工具是什么？我相信很多人的答案会是手机。随着科技的进步，手机在给我们生活与工作带来便利的同时，却也让颈椎病离我们更近一步。颈椎病不单单会让你感到脖子疼、脖子僵、头晕、头疼等，当我们颈椎发生问题，压迫到了椎动脉，还可能会慢慢影响大脑的功能。以前谈起颈椎病，都认为它是老年人的标签，但是日益年轻化的发病趋势须引起我们的关注与重视。

在日常生活中，引起颈椎病的罪魁祸首主要是不良姿势。你可以自己回忆下，看看以下罗列的"坏毛病"你一共占了几条。

不论在哪儿一有空就低头玩手机，不管时间长短，沉浸在自己的小世界中；用电脑办公时，为了看清楚屏幕上的字，情不自禁地喜欢将脖子往前伸，凑近电脑屏幕；每天晚上睡觉的时候，喜欢枕着高高的枕头入睡，觉得高枕无忧；爱靠在沙发上，头后部垫个抱枕玩手机、看电视，困了就直接睡过去，而这一切都会加速缩短你和颈椎病之间的距离。

提到颈椎病，大家都能熟练地道出它有颈型颈椎病、椎动脉型颈椎病、神经根型颈椎病、脊髓型颈椎病等，也能说出颈椎病常见的症状有"颈肩酸痛僵如铁板，手臂麻疼睡觉困难，头晕、头疼扰人心烦"。然而，你可曾想过我们这颈椎病和大脑之间还有着不得不说的故事。

要了解颈椎病与大脑之间的关系，首先需要了解颈椎的解剖结构。我们的颈椎一共由 7 块骨头组成，它们相互由椎间盘和韧带串联起来，呈现一个向前凸的生理弧度。每块颈椎骨头的双侧各有 1 个横突孔，中下方还有 1 个椎间孔，从上往下看过去，就像个开口大笑的小脸庞。椎动脉和椎静脉从 2 个"眼睛"——横突孔中通过，脊神经则是从"嘴巴"——椎间孔中通过，如图 1 所示。

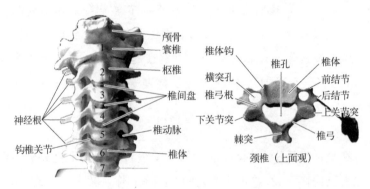

图 1　颈椎椎动脉、横突孔、椎孔结构

椎动脉是椎-基底动脉系统的主干动脉，供应着大脑枕叶、颞叶的基底部、丘脑、脑干和小脑的血液，是大脑的"后勤补给队队长"，在人体中发挥着极其重要的作用，如图 2 所示。颈椎病会导致椎间盘变性、关节增生、颈椎生理弧度改变、颈椎关节紊乱、颈椎稳定性变差以及颈部肌肉紧张。而这些因素都可能会直接或间接地对椎动脉产生刺激、压迫，造成椎动脉的扭曲和痉挛，引起脑供血不足。这就好比一辆汽车，如果输送汽油的管道被堵，引擎便无法获得能源运作,汽车自然也无法正常跑起来。如果你的大脑供血不足,那可是会让你的身体产生一系列的问题:首先,它会导致脑组织缺血、缺氧,从而引起脑功能障碍,较为常见的症状:出现偏头痛(以颞部为主);人感到眩晕;出现不同程度的视力障碍(视力减退、视物模糊、复视、幻视及短暂的失明等)。

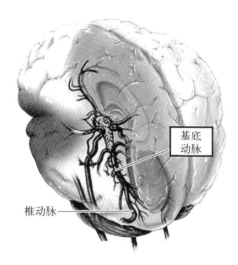

基底
动脉

椎动脉

图 2　脑部解剖图

但是,如果你长期处于脑供血不足的状态,会导致慢性脑缺血,又称慢性脑低灌注。正常状态下,成人每 100 克脑组织的血流量约为 50 毫升/分钟,差不多相当于你喝一大口水的量。当每 100 克脑组织的血流量为 25～45 毫升/分钟时,就会处于低灌注状态,而这会引起血管内皮损伤、血脑屏障破坏、神经细胞损伤等一系列神经血管单元破坏,导致认知功能损害、记忆力减退。如果放任不管,不介入治疗,症状可能逐渐加重,最终演变成痴呆。

听完上述内容,也许你会觉得颈椎病可怕,但你是否有了决断,准备改改自己的生活习惯,与颈椎病说拜拜? 实际上,防范颈椎病真的没有你想象的那么难,正所谓知己知彼、百战不殆,让我们学做一名"颈椎病终结者"!

> 参考文献 <

[1] 王青波,刘振陶,曹盛楠等. 颈椎病对脑部供血及脑功能影响的研究进展[J]. 老年医学研究,2020,1(02):48-50.
[2] 赵博厚,施丹莉,王冰等. 慢性脑缺血导致认知功能障碍的研究进展[J]. 医学综述,2020,26(10):1978-1983.

6 帕金森病,这个"杀手"有点冷

    帕金森病是一种神经退行性疾病,临床主要表现是在静止不动时肢体不由自主地震颤,肌肉僵直,运动迟缓,无法保持平衡,晚期生活不能自理。由于发病隐匿、病程进展缓慢,早期不易被察觉,常在确诊时患者日常生活活动已经受到严重影响,因此帕金森病也被称为"沉默的杀手"。

    帕金森病(parkinson disease,PD)又称震颤麻痹。该病是由英国一位名叫James Parkinson的医生首先对其进行了详细描述,后人为了纪念他,以他的名字来命名这种疾病。帕金森病是一种常见的运动障碍性疾病。帕金森病是一种多发于中老年人的慢性进展性疾病,其临床表现主要为静止性震颤、运动迟缓、肌强直和姿势步态障碍,同时可伴有抑郁、便秘和睡眠障碍等非运动症状。随着病情的加重,患者书写、饮食、穿衣、说话和其他精细活动越来越差,严重影响日常生活质量。该疾病的危害仅次于肿瘤和心脑血管疾病,是危害中老年人的"第三大杀手"。

    帕金森病的主要病理特征是中脑黑质多巴胺能神经元的变性死亡,多巴胺合成减少,纹状体内多巴胺含量降低,造成黑质-纹状体通路中多巴胺能神经功能减弱,胆碱能神经功能相对占优势。

目前病因尚不清楚,遗传、环境、年龄老化、氧化应激等因素均可能参与帕金森病多巴胺能神经元的变性死亡过程。

了解帕金森病的典型症状,及早发现、诊断、治疗,有助于改善患者的生存质量和预后。帕金森病的典型症状包括:① 动作迟缓:早期的患者会出现很明显的动作迟缓,如系鞋带、扣纽扣等精细动作会变慢,甚至无法完成;写字也逐渐变得困难,笔迹弯曲,越写越小。② 静止性震颤:通常会出现单侧手指在静止时发生"搓玩样"运动或颤抖,也就是常说的"手抖",其后会发展为同一侧的上下肢、不自主地有节律颤抖,随病情进展,逐渐累及对侧肢体。③ 肌肉僵直:帕金森患者的肌肉僵,肌张力高,活动时肢体沉重、费力,并且因肌肉僵直,难以保持身体平衡,常常导致转身困难。④ 步态异常:关节、肌肉的僵硬会导致患者走路时起步特别困难,出现"连带运动"。一旦开走,身体会前倾,步伐小且越走越快,不能及时停住,就像要跌倒一样。

帕金森病的治疗主要包括药物治疗与手术治疗。抗帕金森药物主要分为两大类:抗胆碱药物和影响多巴胺的药物(拟多巴胺药、左旋多巴的增效剂、多巴胺受体激动药、促多巴胺释放药)。药物品种繁多,各自的作用机制不一样,适用的病情也不同。一定要在医生的指导下进行服药,遵循医嘱,不可擅自停药或者加减药,定期复诊,根据病情变化调整治疗方案。药物治疗效果不佳的患者,在经过严格的术前评估后,可以选择手术治疗。大部分帕金森病患者以及很多医生都不知道,帕金森病可以通过手术治疗显著改善运动症状。脑深部电刺激(deep brain stimulation,DBS),俗称"脑起搏器手术",是帕金森病外科治疗的首选方法。DBS手术主要包括两个阶段:第一阶段,植入DBS设备。将直径约2毫米的刺激电极精准地植入到脑深部的特定区域（如苍白球内侧核、丘脑底核等），植入到胸前皮下的脉冲发生器和电池，通过导线连接电极，对特定脑区进行持续电刺激。第二阶段，开机程控。根据患者的症状，调节电刺激的方向、深度、参数等，在不引起严重不良反应的前提下，最大限度地改善运动症状。

无论采取哪种治疗方法，康复治疗始终是帕金森病必不可少的一部分。康复训练一方面可以缓解和改善运动症状，另一方面又能改善非运动症状，防治继发性功能障碍，如肌肉萎缩、骨质疏松、心肺功能下降等，最终达到改善日常生活能力、减少功能障碍的目的。

参考文献

[1] Ascherio A，Schwarzschild M A. The epidemiology of Parkinson's disease：risk factors and prevention[J]. Lancet Neurology，2016，15(12)：1257 -1272.

[2] Krauss J K，Lipsman N，Aziz T，et al. Technology of deep brain stimulation：current status and future directions[J]. Nature Reviews Neurology，2021，17(2)：75 - 87.

[3] Mak M K，Wong-Yu I S，Shen X，et al. Long-term effects of exercise and physical therapy in people with Parkinson disease[J]. Nat Rev Neurol，2017，13(11)：689 -703.

7

神经内科纪实小故事——一眼望不穿的脑血管病

突发"中风"样的症状，并不一定都是脑梗死，也不一定都适合溶栓治疗，也可能是脑出血。正确的做法是尽快将患者送到医院，头部 CT 检查鉴别脑出血与脑梗死；再决定下一步治疗。

时间回溯到疫情前的深秋，正值秋高气爽，我还在加班，夜班范医生已经到了。今天是平诊夜，病房里没有病情太重的患者，目前一切还算平静。

一阵短促的敲门声打断了医生办公室的宁静，一位四十多岁的阿姨急匆匆走进来，焦急地说：我希望我妈妈能直接住院，我已经联系过我认识的神经科医生，我认为我妈妈应该是脑梗死了，我想让她溶栓！"一字一句说得十分坚定，仿佛她是个经验丰富的医生，一眼就看穿了她母亲的病情。

这时候，范医生本能的直觉告诉他，事情并非如此简单。听完家属简短的病情描述（患者突发言语不能，1 小时左右送到医院，直接来病房要求住院溶栓治疗，家属自认为患者是脑梗死），初步查看了病人，范医生建议她先去急诊，先快速完成头部 CT 检查排除脑出血，确诊后再入院紧急治疗。

然而患者家属不听劝告，坚持己见，认为一定是脑梗死，所以直接找到病房要求入院治疗。患者在家属的搀扶下颤颤巍巍地走进病房办公区，只见她牙关紧闭，喘着粗气，双眼瞪得大大的，想要说话但又说不出来，焦急而又无奈。

在讲明白了诊断的重要性后，家属终于听从了我们的建议——先去急诊进行头部 CT 检查，根据检查结果再决定是否在神经内科治疗。从病房离开时，患者已经开始出现了下肢无力，走路不稳的情况，双眼也逐渐出现了凝视等症状。以上种种迹象表明，患者病情进展如此之快，更可能是颅内出血。

果然，20 分钟后，我们接到了家属的电话，通知我们头部 CT 检查结果显示为脑出血。我们也在电脑上查到了影像学结果，看着左侧大脑半球到基底节区片状的白色高密度影，感到不寒而栗。如果家属直接带老人家去急诊，经过头部 CT 检查确诊，老人家可能会更早得到治疗。后来，听说这位老人因颅内出血持续加重，在重症监护室中上了呼吸机，最终去世了。

所以，突发的"中风"样的症状，并不一定都是脑梗死，也不一定都适合溶栓治疗，更不是一眼就能够看穿的。正确的做法是尽快将患者送到有中风救治能力的医院，进行头部 CT 检查才能区别脑出血与脑梗死，并且也更需要神经内科医师充分评估，才能考虑是否可以溶栓治疗。

8

神经内科纪实小故事——头晕不都是脑血管病

头晕不一定都是脑血管病，也不一定都由神经内科疾病所导致。消化道大出血时，人体会因血容量不足而出现血压低、头晕，甚至出现神经功能缺损等与脑梗死类似的症状。患者和家属要注意，头晕不适，切莫自作主张，要及时到医院就诊，科学检查，鉴别诊断。

这是一个平常的工作日早晨，病房里如往常一样喧嚣，走廊里满满的加床和陪护，医患往来走动，紧张而忙碌。我作为住院医生，要处理好病房的工作，并且随时准备应对病房的突发事件。恰好，今天上级医生外出会诊，我自己留守病房。

这天早上，我的工作节奏一如往常，查房、改医嘱，同时准备接管门诊、急诊收治的患者，此时整个科室已几乎满床。我刚刚安置完一个入院患者，沿着"羊肠小路"般的走廊返回办公室时，就听到护士喊道："又收了一个男患，120救护车送来的。"我快步走到平车前，看到一个体形消瘦由女儿陪同的老年男患者。

"老爷子什么情况，这次为什么来住院啊？哪里不舒服呢？"我开门见山地问着这位女家属。

"老爷子早上起来有点头晕，以前有脑梗，我想他应该是脑梗又犯了，就让他来住院。"女家属有些着急地说道，"我们在当地已经查完头 CT 了,就想赶紧用药。"

经过初步询问病情并进行体格检查,我仔细看了看老爷子的 CT 检查,片子显示既往左侧大脑半球脑梗死,这也与他不能讲话、右侧肢体瘫痪相符合。在查体过程中,我发现老爷子呼吸略显急促。就在我回办公室拿听诊器时,突然听到走廊里传来了家属撕心裂肺的喊叫:"大夫快来啊,他吐了!"我赶紧跑到患者床旁,只见他仰卧躺在床上,黑色的呕吐物如泉水一样涌出口腔。为了防止误吸入肺,我赶紧将老爷子的头和身体侧翻,可是转眼间患者已经双眼上翻,停止了呼吸。我马上呼叫同事和护士帮忙抢救:"准备抢救! 快拿吸引器来! 把他口腔和气道里的呕吐物都给我吸出来!"大量黑色的呕吐物已经流满了半侧的床单。那黑色的呕吐物正是胃内的血液。不知在胃内存放了多久的消化道大出血已经被胃酸消化成了黑色,集聚的出血和胃液一起喷出,阻塞了呼吸道。

科里的同事纷纷出来帮忙,合力将患者送入抢救室,并请麻醉科紧急进行气管插管。我与同事轮流实施心肺复苏,护士持续清理呕吐物,麻醉科迅速完成气管插管,并清理了呼吸道内的许多食物残渣。

尽管抢救及时,但患者仍旧面如死灰,没有自主呼吸心跳,瞳孔散大。家属最终也接受了老爷子因消化道出血,呕吐窒息而抢救无效离世的事实。

生命的教训提醒我们,头晕不一定都是脑血管病,也不一定都由神经内科疾病所导致。消化道大出血时,人体会因血容量不足而出现血压低、头晕,甚至出现神经功能缺损等脑梗死类似的症状。患者和家属要注意,头晕不适,切莫自作主张,要及时到医院就诊,科学检查,鉴别诊断,避免故事中的悲剧再次发生。

9

悸动的心与健康的脑——不容小觑的心律失常

正常的心脏跳动为全身器官的活动提供血液、氧气和能量。脑组织重量仅占体重的约 2%，但耗氧量却占全身耗氧量的 20%。心脏的正常跳动与脑的健康密切相关。

60 岁的李大爷，因突发一侧肢体无力、走路不稳，就诊于神经内科。病史询问中得知，患者曾因心脏瓣膜病接受过心外科手术，术后一直有心律失常和心房扑动的情况。术后，患者定期到心内科就诊，按照医嘱规律口服华法林抗凝治疗，并且定期化验，凝血功能也符合要求。患者本次发病入院，头颅磁共振检查结果提示，脑桥新发梗死灶。而对于李大爷来说，心房扑动是脑血管病最大的危险因素，我们推断患者本次发病是心源性脑梗死。

那么，心律失常与脑血管病又是怎样关联起来的呢？心脏的正常电活动被破坏，从而导致心律失常。在不同类型的心律失常中，心房扑动及心房颤动会导致心房血液动力学异常，血流从湍流变为涡流，继而在心脏内形成血栓。血栓脱落后将经过主动脉进入颈部或脑部，将堵塞小管径的血管，造成栓塞性脑梗死。

预防心源性脑梗死，我们要了解以下信息。

第一，要明确是否存在心律失常。如果感到心跳不规律，要及时前往正规医院做心电检查,以明确心律失常及类型。

第二,明确诊断后,请在医生的指导下进行规范的抗凝治疗。

第三,定期随诊复查,评估、调整抗凝治疗方案,必要时手术治疗,根治心律失常,从而达到预防脑栓塞的目的。

愿心宁而脑健,愿众慧而民康。

10 关于中风的最少且必要知识，一文搞定！

中风是我国病死率和致残率最高的疾病，关于这个无处不在的恶魔，你又了解多少呢？下面我们将花最短的时间为你打包关于中风的最少且必要知识，来，系好安全带，发车！

为什么需要了解中风？

中风是我国病死率最高的疾病，没想到吧？它不仅病死率高，发病率和致残率也高，通俗点讲，就是这个病一旦得了，相当一部分患者会残疾，甚至连命都丢掉，关键它发生率还贼高，得这个病的概率贼大，简直就是流氓中的流氓。你不学几招，等它找上门来，就只有被痛扁一通的份儿咯。

那么什么是中风啊？

众所周知，人没有血会死，大脑没有供血，它也玩儿不转。中风就是脑血管受堵或者破损，所以该区域脑细胞哀鸿遍野，宕机了。大脑是整个人体的司令部，但这司令部也分为好多个部门，有的管左边，有的管右边，有的管运动，有的管感觉，有的管视觉，有的管语言。某一个分区的脑血管受堵或者破损，该分区的脑细胞就失去了补给，连5分钟都撑不到就直接宕机了，而这功能的受损就是所谓的中风。

中风的表现是什么样的呢？

中风虽发生在脑内，看不见摸不着，但是外在表现却很明显。口角歪斜流口水，单侧身体没力气，含含糊糊讲不清，意识不清叫不应，摇摇晃晃走不稳，以上种种都可以是中风的外在表现。我们日常生活中见到的那些讲话不清、口角歪斜、偏瘫在床、生活无法自理的老人，绝大部分都是罹患中风留下了后遗症。

那关于中风，正确的处理方式是什么？

很简单，三步走！

（1）识别中风。教你一个口诀——"中风120"。"1"是指看脸庞，有无口角歪斜；"2"是指查两只臂膀，有无单侧无力；"0"是指聆听他的声音，有无言语不清。

（2）立即就诊。如有以上任何状况，立刻拨打120，送往距离最近且有中风救治能力的医院。在你拨打120的同时，与救护车一起启动的，还有院内脑卒中救治绿色通道，可以大大缩短延误时间。你问为啥要缩短延误？慢悠悠地看病不行吗？不行！因为大脑是个很神奇的器官，对血液供应要求非常高。一旦血流供应中断5分钟，脑细胞就会发生不可逆转的损害。每延误治疗1分钟，脑部就有190万个神经细胞死亡。最关键的是，一旦发病超过4.5小时，就失去了最宝贵的溶栓机会，后悔都来不及啊！

（3）符合指征者，溶栓和血管内介入是治疗中风的有力武器。溶栓，是用药物把堵塞的血管溶通，国内外做了大量的研究，各版本的指南一致推荐，4.5小时内符合适应证，排除禁忌证，越早溶栓效果越好，中风患者的预后也会越好。而如果是大血管栓塞，则可以运用介入治疗技术。在微创情况下，迅速改善大血管的血供，从而拯救因缺血、缺氧而被迫宕机的脑组织。所以，符合指征的患者,能溶或者能取栓的,不要纠结不要犹豫,抓紧时间赶快配合医生。因为你耽误的每 1 分钟,都会让中风家人的预后更差一点。要不然你以为为啥绿色通道的医生都急吼吼地跟你讲,各个环节都不要排队,要快。你节约的每 1 分钟,都从中风这个恶魔手中,抢回了更多的脑细胞。

愿每个家庭至少有一个人了解关于中风的最少必要知识,如果这段文字,可以改变哪怕一个中风患者的命运,便是值了。

❯ 参考文献 ❮

[1]《中国脑卒中防治报告 2019》概要[J]. 中国脑血管病杂志,2020,17(5):272 - 281.
[2] 上海第一医学院华山医院. 实用神经病学[M]. 北京:科学技术出版社,1978.
[3] 钟迪,张舒婷,吴波.《中国急性缺血性脑卒中诊治指南 2018》解读[J]. 中国现代神经疾病杂志,2019,19(11):897 - 901.

11 中风恶魔身边藏，120口诀来帮忙！

慌乱不已的时刻，她突然想起曾在手机里看过的"中风120"口诀："1"是看脸庞，有无口角歪斜；"2"是查两只臂膀，有无单侧无力；"0"为聆听他的声音，有无言语不清；如遇以上任何状况，立刻拨打120没商量！

没想到，这无意间在手机里看的短视频，却实实在在地救了自己至亲至爱的人一次。挽着老张的臂弯，两人并肩行走，脚踩在初冬金黄的银杏叶上，她心中无比庆幸。

2020年10月25日，是小雅（化名）的爷爷第一次发生中风的日子。这位优秀、儒雅、学识渊博却又毫无架子、平易近人的大学教授，在这一天清晨，像往常一样准备开始刷牙时，动作突然停顿了一下，左手就这样毫无征兆地握不住手中的杯子。水杯洒向地面，左边的腿怎么也不听使唤，身体瞬间就站不稳了，以迅雷不及掩耳之势，倒向了门边。听到声音立刻从厨房走出来的奶奶，惊慌失措，大声呼喊"老张！老张！你怎么了？"此时却发现，这张陪伴自己数十载的脸庞，右边的嘴角彻底耷拉了下去，一改往日温和慈祥的笑容，下半张脸歪得让人有些心慌。

老张想安慰一下妻子，说我没事，不用担心。然而，就连这最简单的语言,说出口来却如牙牙学语的孩童般,难以分辨每个字的发音。

杨欣听到这句模糊不清的话,心里咯噔一下,知道这真的是出大问题了,心乱如麻。

慌乱不已的时刻,她突然想起曾在手机里看过的中风120口诀:"1"为看脸庞,呈现了嘴角歪斜下垂;"2"为查两只臂膀,有无单侧无力;"0"为聆听他的声音,有无言语不清;如遇以上任何状况,立刻拨打120没商量! 全国中风120创始人——闵行区中心医院神经内科的主任赵静医生在视频里绘声绘色地讲解,让人很容易就记住了这几句口诀。她开始意识到,老张这很可能是中风了。纠结了一下要不要先打女儿的电话,跟她讲讲情况,让她过来帮忙,杨欣想起赵医生在视频里说的,发现中风要立刻打120就近送医,一分一秒都不能耽搁,中风急救比救火还要急! 如果现在是房子着火了,自己肯定不会慢条斯理地联系女儿,肯定先打消防队电话救火再说。所以,她用颤抖的双手拨通了120,没多久,救护车已经到达了楼下,这在早高峰的上海,根本就是难以想象的速度。急救人员问病史并检查身体后,迅速转运。在车上,急救人员有条不紊地进行心电图、验血等检查,同时院内卒中绿色通道一并启动。一路上,车辆自觉让行,十字路口也为呼啸而过的救护车暂停了几秒钟,一切都在为车内的这名患者腾出宝贵的生命通道,与病魔争分夺秒。

到达医院的时候,急诊科和神经内科的医生、护士早已做好准备,整个绿色通道流程如行云流水。这是不断演练并优化的流程,一点时间都没耽搁。由于以前了解过赵静医生关于中风的科普,杨欣几乎没有犹豫就决定要全力配合医生的治疗方案,立即溶栓。

事实证明，这是一个多么正确的选择。老张溶栓以后配合后续治疗加康复，现在恢复得非常好。自己吃饭、喝水完全没有问题，讲话也清晰如初，独立走路也是稳稳当当。虽然左手在做一些精细动作的时候还是觉得不太灵活，但是能够独立生活，而非瘫痪在床。这对于晚年的生活质量是多么大的提升啊，而且又能和家人一起去公园玩耍了。

没想到，这无意间在手机里看的短视频，却实实在在地救了自己至亲至爱的人一次。在初冬的暖阳下，挽着老张的臂弯，两人并肩行走，脚踩在初冬金黄的银杏叶上，她的心中无比庆幸。

12 中风急救为啥这么急？怎样可以最大限度避免病情延误？

中风急救如救火,发生中风后,每延误治疗1分钟,脑部就有190万个神经细胞死亡,时间就是大脑。

而拨打120,急救人员会立即将患者送往最近且有卒中救治能力的医院;在拥堵的道路上,120救护车可以优先通行,甚至可以启动交警支援系统;与此同时,当患者还在120急救车内,信息已经传递到院内急救系统,医院会提前做好急救准备,从而最大限度降低病情的延误。

亲爱的朋友,你有没有问过你的父母长辈,如果出现讲话大舌头,手脚不太灵活,或者头晕、走路不太稳、嘴角有点歪,他们一般会怎么做? 据了解,相当一部分老人会觉得可能是太累了,最近没休息好,休息一下应该就会好转了,或者自行在家吃点药,过几天看看会不会好,从而把最宝贵的黄金救治时间白白耽误掉。等留下中风后遗症的时候追悔莫及,后悔自己为啥没早点去医院。那如果你家老人听到这个问题,马上跳起来说:"还等什么啊,赶快去医院!"恭喜你,他们的医疗意识值得肯定。

在很多人的观念中,中风不是什么紧急的毛病,不就是跟高血压、糖尿病、高血脂差不多的慢性病吗? 但是,我国中风发病率世界第一,中风是一种急性起病,高致残率、高致死率、高复发率的疾病,一旦发生,其预后与发病早期的处理方式和救治速度息息相关。房子着火了,你一定会立刻拨打消防电话,得了中风,却不知道立刻拨打急救电话,只知道傻傻等待吗? 中风急救如救火,发生中风后,每延误治疗 1 分钟,脑部就有 190 万个神经细胞死亡。所以,一旦怀疑中风,不要等待,不要犹豫,请立刻拨打 120,让救护车护送患者去往最近且有卒中救治能力的医院。不要舍近求远,一定要求去最好的医院,不要私家车或打车前往,更不要待在家里把中风早期的黄金救治时间白白浪费。

为什么? 这就告诉您原因。

为什么中风急救讲究一个"急"字? 我们人类大脑是一个很神奇的器官,对血液供应要求非常高,一旦血供中断 5 分钟,脑细胞会发生不可逆转的损害。中风急救如救火,一旦出现中风的症状。决不能抱有侥幸心理,认为休息一下一会就好的,要马上拨打 120 送往医院,一分一秒都不能耽搁。目前,全世界治疗中风最有效的药物——溶栓药物,要求必须在中风发生后的 4.5 小时内使用,才能保证疗效,改善症状。在 4.5 小时时间窗内,溶栓药物越早使用,效果越好。从中风发生到抵达医院,医生完成病史采集、体格检查、抽血化验、影像学检查以及评估患者是否具备溶栓适应证或禁忌证等各个环节都是需要时间的。据调查,从中风发生,到用上溶栓药物之间的时间越短,患者的预后往往越好。但是,一旦超过 4.5 小时的时间窗,这个药物就无法使用,遗留中风后遗症的风险就大大增加了。

那为什么一定要打 120 呢? 因为 120 知道附近哪家医院具备中风的救治能力,急救人员会在最短时间内将疑似中风患者转运至最近的卒中中心或可以开展静脉溶栓和（或）血管内治疗的医院，而且 120 可以在拥堵的道路上优先通行，甚至可以启动交警支援系统。同时，120 系统会和救治医院提前对接，患者未到信息先到，医院会提前做好急救准备。在 120 急救车上的时，患者已经开始接受症状、体征、既往史等信息的收集，并且进行心电图、血糖、生命体征等各项检查，同时建立静脉通路，这就大大缩短了患者到院以后的等待时间。

所以现在，您还觉得，中风后可以等一等吗？

> **参考文献** <

[1] 钟迪,张舒婷,吴波.《中国急性缺血性脑卒中诊治指南 2018》解读[J]. 中国现代神经疾病杂志,2019,19(11)：897 - 901.

13　重视老年人跌倒，健康长寿身体好

　　俗话说得好，"家有一老，如有一宝。"如果家中有老人不慎跌倒，一定要引起充分的重视，因为跌倒后卧床养病而引发的一系列问题，正在让"跌倒"成为威胁老年人生命健康的头号杀手！知己知彼，百战不殆，人步入花甲之年为何容易跌倒？如何预防老年人跌倒？这些已经成为我们步入老龄化社会所需解决的棘手问题。

　　据统计，我国老年人的平均年跌倒发生率为 14.7％～34％，65 岁以上老年人的跌倒发生率为 28％～35％，75 岁以上则上升至 32％～42％。因跌倒造成 65 岁以上老年人的死亡率高达 20％～30％，且致残率很高，42％不能恢复至伤前的活动力，35％不能独立行走，严重损害老年人的身心健康，影响生活质量。

　　轻轻一摔为什么对于老年人那么可怕？实际上，对于老年人真正可怕的是跌倒后所引发的一系列问题。跌倒轻则擦伤，重则骨折，而髋部骨折又被称为老年人的"临终骨折"，因为它会让老年人期望寿命减少 10％～15％，有四分之一的髋部骨折老年人会在6 个月以内死亡。骨折后因疼痛或功能障碍，老年人通常会选择卧床养病。时间一久，由于身体抵抗力低下、日常活动量的大幅下降、身体姿势相对固定、不常转换，容易导致下肢静脉血栓、褥疮、

肺炎感染、泌尿系统感染等。上述并发症如果没有得到及时有效的控制与治疗，一旦加重，将会化成死神的镰刀，收割老年人的生命。

也许你会有这样的疑惑，为什么人年纪一大，变得更容易跌倒了呢？大脑是我们人体的"司令塔"，负责统筹与指挥我们的身体。随着躯体不断地衰老，大脑也在不断地老化，其结构、网络连接、神经元的形态和功能以及神经递质水平等会在不同的脑区呈现不同程度的变化，从而导致行为衰退。在正常衰老过程中，人类的行为衰退就包含了认知能力退化与运动功能力降低，而这两者就是造成老年人跌倒的元凶。

什么是认知？认知是通过感觉、经验以及思考获得知识并指导日常活动的过程，包含了学习、记忆、决策、注意和执行能力等，能帮助我们有效地理解和联系周围的环境。当我们变老的时候，你会发现自己同时处理多种信息，或者同时完成多项任务的能力明显大不如前，如果遇到复杂的问题这种感觉会更加明显。这是因为你大脑处理资源的能力已经退化，若是应对像跌倒这样的危急情况，年老的你会变得反应迟钝，不能及时做出应对，从而规避危险。

在衰老过程中，运动功能也容易受到影响。老年人的运动速度和协调控制能力会降低，大脑信息处理速度的减慢会导致运动速度有 15％～30％ 的下降。老年人运动的协调性变差，平衡能力和步态容易出现问题，而平衡能力又是我们身体姿势控制的关键。以上这些功能的退化，会使他们在面对复杂路面或突发情况，肢体难以调整平衡，增加跌倒的风险。

当然，老年人肌肉系统的退化，下肢肌肉力量的减退，腿脚不便以及视力下降，对距离和空间的辨别能力减弱，也会增加跌倒的风险。

那老年人应该如何预防跌倒？① 轻度节食：至今为止已有大量研究表明，节食对衰老有调控作用，能够有效减缓大脑萎缩，延迟行为功能退化。② 持续适度的锻炼：生命在于运动，运动不但能提高老年人的肌肉力量，降低肌肉萎缩程度，还能增加神经元的可塑性，促进大脑健康。③ 多做脑力训练，多调动大脑有助于延缓老年人的认知退化。④ 鼓励家中老人多参与户外活动和社交活动，比如与邻居下棋博弈等，都是不错的选择。⑤ 家庭环境改造：简单来说，就是家里的灯要够亮，地要够干燥且没有凸起，居家物品摆放要整洁、不挡道。有条件的家庭可以增加扶手和防滑设施等等，充分考虑家中老人行动时的安全。

预防老年人跌倒，健康长寿身体好，重视老年人跌倒问题，提高生活质量，是我们每个小辈义不容辞的责任。

参考文献

[1] 袁亚运，李红芳. 健康中国背景下中国老年人跌倒的不平等——基于 CHARLS 三期数据的实证分析[J]. 人口与发展，2020，26(4)：72 - 85.
[2] 袁洁，蔡时青. 衰老过程中行为和认知功能退化的调控机制研究[J/OL]. 遗传：1 - 26[2021 - 06 - 19]. http://kns.cnki.net/kcms/detail/11.1913. r.20210401.1046.002.html.
[3] 林桂永，梁创银，梁伟仪. 老年人跌倒预防措施研究进展[J]. 医学理论与实践，2021，34(1)：34 - 37.